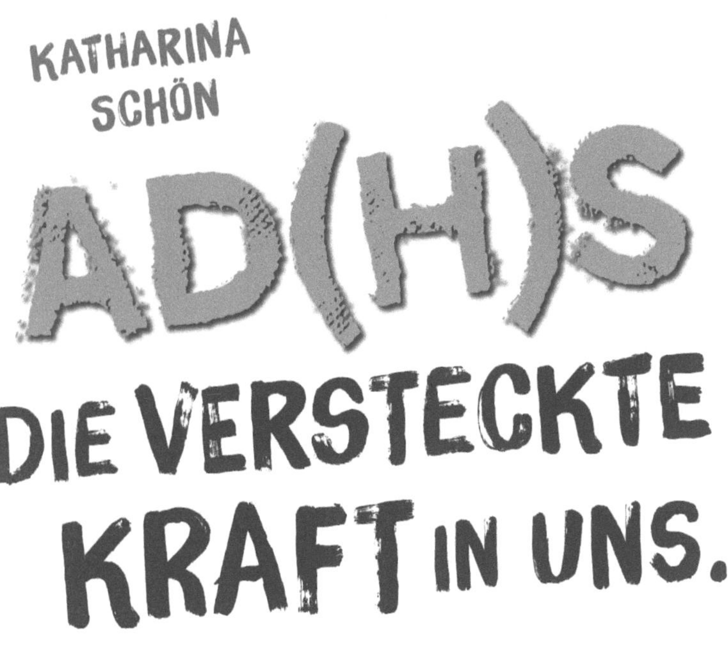

Die Reise **vom Chaos zur Selbstakzeptanz**
im Kontext der Neurodiversität

ISBN Taschenbuch: 978-3-910258-26-6
ISBN Hardcover: 978-3-910258-27-3

www.verlagshaus-stopfer.de

INHALTSVERZEICHNIS

VORWORT UND EINSTIEG

VORWORT

Vor ein paar Jahren habe ich beim Doom-Scrolling auf Facebook einen dieser „nachdenkliche Sprüche mit Bild"-Posts gesehen.

„One day you will tell your story of how you overcame what you went through and it will be someone else's survival guide."

Eines Tages wirst du deine Geschichte erzählen, wie du das, was du durchgemacht hast, überwunden hast, und sie wird jemand anderem als Überlebenshilfe dienen.

Dieses Zitat von Bréne Brown blieb mir bis heute in Erinnerung. Früher dachte ich oft, ich wäre dumm, faul, für die meisten zu anstrengend und ein Freak. Vor ein paar Jahren, nach einem Zusammenbruch durch den Stress, ausgelöst durch meinen damaligen Job, bekam ich die Erklärung dafür: ADHS.

Etwas, mit dem ich davor noch nie irgendwelche Berührungspunkte hatte, konnte plötzlich so viele Schwierigkeiten, Situationen und Schmerz in meinem Leben erklären. Ich benötigte von meiner ersten Verdachtsäußerung bei meinem Hausarzt bis zur Diagnostik einige Monate, weil ich anfangs unbewusst ablehnte, plötzlich „chronisch krank und gestört" zu sein. Gut, die Exekutivdysfunktion meines Gehirns, ein „typisches ADHS-Ding", hatte auch ihren Anteil daran gehabt, dass ich es so lange vor mir hergeschoben oder mehrmals den Überweisungszettel verbummelt habe.

Meiner offiziellen Diagnose ging eine „Selbstdiagnose" voraus. Dieses Thema werde ich in diesem Buch auch näher erläutern, da es hier auch noch sehr viele Vorurteile gibt. Es ließ mich nicht los, warum ich so spät, also erst im Erwachsenenalter, erkannt und diagnostiziert wurde. 2020 kündigte ich meinen Job im Personalmanagement und habe meine Genesung selbst in die Hand genommen. Im Verlauf der Monate und Jahre habe ich durch meine Hyperfixierung auf das Thema immer mehr Erkenntnisse gewonnen. Warum diese Erkrankung bei Frauen so spät erkannt wird, warum es das Vorurteil gibt, dass ADHS eine Kinderkrankheit sein soll und was eigentlich Neurodiversität ist – diese Fragen faszinierten mich. Außerdem stieß ich bei meinen Recherchen auch irgendwann auf Autismus bei Frauen. Das war noch mal ein richtiger Schocker, denn es stellte sich heraus, dass ich nicht nur ADHS-neurodivergent bin, sondern tatsächlich die ADHS-Autismus-Kombi habe. Wie bei einem Puzzle fügte sich jede kleine Information, jede Studie, jeder Fachartikel, jedes Video, jede Frage und jeder Erfahrungsbericht in den sozialen Medien von anderen Betroffenen zu einem Bild. Dieses zeigte jedoch nicht die traurige Aussicht auf eine chronische Krankheit, sondern eröffnete mir irgendwann eine hoffnungsvolle Perspektive. Diese führte dazu, dass ich mein eigenes Leben komplett überdachte, aber auch das Leben anderer. Sie führte mich zu meiner heutigen Mission: Ich möchte zur Entstigmatisierung der Neurodivergenzen ADHS, Autismus und Hochsensibilität beitragen, damit weniger Menschen an Depressionen und Angststörungen leiden müssen. Ich bin davon überzeugt, dass auch neurotypische Menschen und unsere Gesellschaft aus der Aufklärung über neurodivergente Bedürfnisse große Vorteile ziehen können.

Seit 2020 erstelle ich edukative Inhalte für die sozialen Medien Instagram und TikTok unter dem Namen @guardianofmind. Mitte 2021 habe ich dann endlich den Mut gefasst, über ADHS und Autismus, speziell bei Frauen und weiblich sozialisierten Menschen aufzuklären. Ich kann euch sagen, das war eine ziemliche Überwindung. Als jemand mit einer Angststörung, die speziell auf Ablehnung und Kritik aufgrund der Neurodivergenz basiert, war das schon eine ziemlich harte Übung – und ist es noch. Aber ich sehe tagtäglich, wie vielen Menschen ich bereits unzählige Aha-Momente verschaffen konnte, wie viele die korrekte Diagnose und Behandlung bekamen und wie viele durch meine Aufklärung, Tipps und Tricks mehr Lebensqualität erreichen. Ich arbeite als Trainerin und psychologischer Coach. So helfe ich neurodivergenten Menschen durch meine Metaphern und einfache Aufklärung dabei, leichter in einer neurotypischen Welt zurechtzukommen. Dabei verbinde ich meine eigenen Erfahrungen bezüglich ADHS und Autismus mit meinem psychologischen Fachwissen und entwickle Methoden, die für neurodivergente Menschen wirklich funktionieren.

Da alles rund um ADHS eine ziemlich komplexe Geschichte ist, hatte ich mir bereits 2022 vorgenommen, mein Wissen irgendwann in Buchform zu verpacken und hier ist es endlich. Dieses Buch soll sowohl für Menschen mit ADHS, für ihre Angehörigen, aber auch für psychiatrisches Fachpersonal und Führungskräften informativ und nützlich sein. Es wird vor allem selbst Betroffene besonders emotional mitnehmen. Ihr werdet Antworten auf die Fragen erhalten, die ihr euch schon seit eurer Kindheit stellt. Es soll auch dazu beitragen, das Verständnis für neurodivergente Menschen in unserer Gesellschaft zu fördern und dafür sorgen, dass wir uns gegenseitig besser unterstützen können.

AUFBAU DIESES BUCHES

Mir war es beim Schreiben dieses Buches wichtig, dass es auch ADHS-Gehirn-gerecht gestaltet ist. Es soll nicht nur angenehmer für ADHS-Gehirn-Besitzer:innen zu lesen sein, sondern Nicht-Betroffene sollen ebenfalls ein Gefühl dafür bekommen können, wie neurodivergentes Denken funktioniert. Vielleicht erinnert euch der Begriff „gehirn-gerecht" an etwas oder jemanden?! Eines meiner großen Idole ist die Trainerin & Autorin Vera Felicitas Birkenbihl. Für alle besonders Neurodivergenten, die es bisher nicht wussten, sie war eine von uns. Frau Birkenbihl wurde auch erst mit über 50 mit Autismus diagnostiziert. Bei einem zweiten Blick auf all ihre Bücher, die ich schon vor Jahren erworben hatte, erkannte ich, warum ihre Art, ihre Bücher aufzubauen und zu schreiben, so vertraut war. Sie verarbeitete Sprache und Kommunikation so wie ich. Sie war auch so fasziniert von Gehirnen wie ich.

Daher möchte ich sie mit dem modularen Aufbau des Buches im größten Maße ehren. Das Buch kann, muss aber nicht von vorn bis hinten gelesen werden. ADHS-Gehirn-Besitzer:innen können intuitiv das Kapitel wählen, auf welches zuerst ihre Aufmerksamkeit fällt. Alle Themen und Kapitel sind vernetzt. Jedes Thema steht in Wechselbeziehung zu verschiedenen anderen Teilbereichen. Wundert euch daher nicht, wenn es an bestimmten Stellen Wiederholungen gibt. Sie sind wichtig für den Lernprozess.

Zuallererst möchte ich mal ein paar Begrifflichkeiten erklären. Im Verlauf dieses Buches werde ich verschiedene Begriffe für ADHS und Betroffene benutzen, denn Sprache kreiert Realität. Bei ADHS erachte ich es vom psychologischen Standpunkt als wichtig, sich vor allem als betroffene Person manchmal von seinem Gehirn abgrenzen zu können. ADHS ist eine Neurodivergenz, was, wie wir noch lernen werden, identitätsstiftend sein kann. Daher werde ich an manchen Stellen die Adjektivform „ADHS-neurodivergent" benutzen oder von ADHS-Neurodivergenten sprechen. In den Fällen der Differenzierung werdet ihr von ADHS-Gehirn-Besitzer:innen lesen. Des Weiteren werde ich von ADHS als Neurodivergenz sprechen. Also eine spezifische Funktionsweise von Gehirnen.

HIER ALSO FOLGENDE BEGRIFFE ZUM EINSTIEG UND ÜBERBLICK:

- Menschen mit ADHS
- Menschen mit ADHS-Gehirn
- ADHS-Gehirn-Besitzer:innen
- ADHS-neurodivergente Menschen/Personen
- ADHS-Neurodivergente

EINLEITUNG

„Wer andere mit allen Mitteln pathologisieren will, ist vielleicht nur gekränkt, dass er anderen nicht gönnt, als psychisch gesund zu gelten."

Diesen Kommentar habe ich nicht vor allzu langer Zeit unter eines meiner Aufklärungsvideos bekommen. Dies hatte mich erst ziemlich erstaunt und ich musste dann auch nachfragen, ob tatsächlich ich gemeint war. Schnell wurde mir jedoch klar, dass diese Person trotz der Verwendung von Schlagwörtern wie „neurodivergent" und „Neurodivergenz" das Neurodiversitätsparadigma und die Neurodiversitätsbewegung, geschweige denn meine Aufklärungsarbeit nicht verstanden hatte. Nun gut, man kann nicht alle davon überzeugen, dass die Erde nicht flach ist. Jedoch kann ich vielleicht ein paar Menschen dafür erwärmen, sogenannte „Störungen" wie das Aufmerksamkeitsdefizit-Hyperaktivitäts-Syndrom nicht mehr als Krankheit zu sehen.

Wir werden uns im ersten Teil des Buches die Geschichte von ADHS anschauen und ihr bekommt einen Überblick, was ADHS ist. Dann werde ich euch zeigen, dass die Funktionsweise des ADHS-Gehirns keine Krankheit ist, sondern nur ein anderes „Betriebssystem". Und nein, ich kann euch beruhigen, wir sind nicht „komisch" oder „Freaks", sondern unser Gehirn ist auf eine ganz besondere Weise ausgeprägt. Es gibt tatsächlich mehr Menschen, die dieses Betriebssystem haben, als ihr vielleicht dachtet. Ich werde euch die größten Mythen und Fehlannahmen über ADHS erklären und was es mit dem „Selbstdiagnose-Hype" auf sich hat. Dann schauen wir uns die Überschneidungen zu Autismus und Hochsensibilität an und ich beleuchte, was der Faktor Geld für einen Einfluss auf die Neurodivergenzen hat. Im Deep-Dive Kapitel von A-Z gibt es eine Sammlung an Erklärungen, was die Neurodivergenz alles bedingen kann. Hier verbinde ich wissenschaftliche Erkenntnisse mit eigenen Erfahrungen, eigenen Hypothesen und den Lebensrealitäten von Betroffenen. Zum Schluss zeige ich euch noch, welche Stärken die Neurodivergenz ADHS mit sich bringt und welche Vorteile das Neurodiversitätsparadigma für uns alle hat. Macht euch doch gern eine Liste für die „Aha-Momente", bei denen ihr mentale Erleuchtungsexplosionen habt. Ich wünsche euch ganz viel Spaß! Hier also noch einmal der Überblick, ADHS-Gehirn-gerecht:

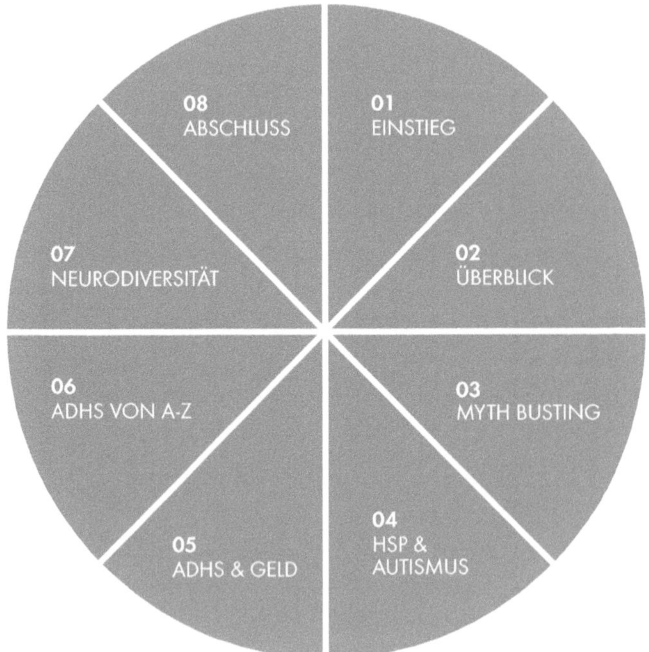

ÜBERBLICK ÜBER ADHS

ADHS ist die Abkürzung für Aufmerksamkeitsdefizit-Hyperaktivitätsstörung. Die drei Kernsymptome von ADHS umfassen Hyperaktivität, Impulsivität und Schwierigkeiten bei der Aufmerksamkeitskontrolle. Ursprünglich stand das „H" in ADHS für Hyperaktivität (ÜBERaktivität), da diese Eigenschaft lange Zeit als eines der Hauptsymptome angesehen wurde. Das „H" kann aber auch für Hypoaktivität (UNTERaktivität) stehen. Das Aufmerksamkeits-Defizit-Syndrom „ADS", also ADHS ohne „H", wird auch heute noch verwendet, obwohl sich Fachexpert:innen auf den Begriff ADHS geeinigt haben. Bei der hypoaktiven Ausprägung von ADHS steht die Unaufmerksamkeit im Vordergrund. Um der Tatsache Rechnung zu tragen, dass ADHS ein Spektrum ist, was sich im Laufe des Lebens verändern kann, wird in der Fachwelt überwiegend die Schreibweise AD(H) S verwendet. Aus Gründen der einfacheren Lesbarkeit werdet ihr aber im Folgenden die Schreibweise ADHS finden.

AUSPRÄGUNGEN

Bei ADHS gibt es drei Formen oder besser gesagt Ausprägungen. ADHS ist ein Spektrum, was sich im Laufe des Lebens verändern kann. Das ist zum Beispiel auch einer der Gründe, warum sich der Mythos hartnäckig hält, dass sich ADHS „auswächst". Mehr dazu findet ihr im Kapitel 3 „Mythen".

HYPERAKTIVE AUSPRÄGUNG (STEREOTYP BEKANNTES „ZAPPEL-PHILIPP-SYNDROM"):

- „fühlen sich wie von einem Motor getrieben"
- haben sehr viel Energie
- Hyperaktivität kann körperlich, aber auch mental sein (Chaos im Kopf)
- Impulsivität im Verhalten aber auch bei Emotionen ist besonders ausgeprägt

HYPOAKTIVE AUSPRÄGUNG („TRÄUMER-ADHS"):

- scheinen oft abwesend und tagträumend
- Vergesslichkeit ist besonders ausgeprägt
- werden von außen meist als sehr verwirrt wahrgenommen

KOMBI-AUSPRÄGUNG:

- Vereint hyperaktive und hypoaktive Merkmale.

Die Kombi-Form ist wahrscheinlich die am weitesten verbreitete Form bei einem ADHS-Gehirn. Bei dieser Form wechseln sich beide Ausprägungen ab, sodass es für Laien von außen schwer zu erkennen ist, dass tatsächlich die Neurodivergenz ADHS vorliegt. Außerdem ist es möglich, dass Menschen mit der Kombi-Ausprägung im Kindesalter sehr hyperaktiv sind, aber als Erwachsene eher unaufmerksam. Da der Fokus bei der Diagnose und Behandlung lange Zeit der Hyperaktivität galt, entwickelte sich der Mythos, dass es eine „Kinderkrankheit" ist. ADHS kann vorliegen, wenn folgende Merkmale seit der Kindheit vorliegen und Leidensdruck auslösen, der das Leben und den Alltag beeinträchtigt. Diese Merkmale treten regelmäßig bis hin zu täglich auf:

MERKMAL	BESCHREIBUNG
Vergesslichkeit	Termine werden vergessen; es wird vergessen, wo Dinge abgelegt oder verräumt wurden – passiert fast täglich in alle Lebensbereichen (privat, Beruf, ...).
Desorganisation	Hängt mit der Vergesslichkeit zusammen; Betroffene wirken zerstreut, chaotisch und unordentlich, in allen Lebensbereichen (privat, Beruf, ...).
Ablenkbarkeit	Jeder kleine Reiz kann dazu führen, dass Betroffene von einer Aufgabe, einem Gespräch oder einer Tätigkeit stetig abgelenkt werden.

Konzentrationsextreme	Betroffene können sich auf manche Aufgaben sehr schwer konzentrieren (z. B. Lesen bzw. bestimmte Handlungen, die nicht genügend Reize liefern). Gleichzeitig können sie bei einer Tätigkeit einen Laserfokus haben und sich über mehrere Stunden sehr stark konzentrieren.
Impulskontrollprobleme	Impulse können schlecht unterdrückt werden; kann sich äußern als „jemandem reinreden", aber auch als impulsives/risikoreiches Verhalten und als plötzlicher Abbruch von Aufgaben; „Aufspringen" und Gedanken/Impuls folgen.
Körperliche Unruhe	Besonders bei der hyperaktiven Ausprägung, Beispiele = Beinwippen, mit den Händen/Gegenständen herumspielen, an Fingernägeln oder Haut herumpulen, herumlaufen, im Minutentakt die Sitzposition wechseln.
Mentale Unruhe	Gedankenkreisen; unzählige Ideen; Durchspielen von Szenarien; Vorstellen von Musik und „im Kopf mitsingen"
Frustrationsintoleranz	Zeigt sich bei kleinen Dingen im Alltag, die nicht auf Anhieb funktionieren, auch bei Situationen, in denen gewartet werden muss (Ungeduld), besonders bei der hyperaktiven Ausprägung, Frust bei Langeweile.
Probleme der Emotionsregulation	Besonders bei den Emotionen Wut und Traurigkeit (hängt mit Frustrationsintoleranz zusammen); Stimmungsschwankungen; emotionale Labilität
Sluggish Cognitive tempo	Besonders bei der hypoaktiven Ausprägung; schnelle Ermüdung; Trägheit; langsame Bewegungen; schnell verwirrt & desorientiert; tagträumend

Abnorme Sprechgeschwindigkeit	Zwei Extreme, entweder sehr schneller Sprechfluss oder sehr verlangsamt. Während des Erzählens werden Worte vergessen oder der rote Faden verliert sich.
Sensorische Probleme	Visuelle oder akustische Reize können überfordern oder sogar Schmerzen auslösen, aber auch andere Stimuli können als „zu viel" wahrgenommen werden. (hohe Verarbeitungssensitivität/ Reizfilterschwäche).
Task-Wechsel-Probleme	Probleme von einer Tätigkeit schnell auf eine andere wechseln, kann zu Blockaden führen.
Aufgabenumsetzungsprobleme	Schwierigkeiten mehrschrittige Aufgaben und Projekte anzufangen, dranzubleiben und zu beenden; z. B. Alltagstätigkeiten wie Abwasch, Haushalt, Rechnungen bezahlen, u. v. m.
Ablehnungs- und Kritikdysphorie	ADHS-spezifische Angst sowie starker emotionaler bis hin zu somatischem Schmerz bei subjektiv empfundener Ablehnung.
Starke Neigung zu Suchtmitteln	Tabak; Alkohol; Kaffee bis hin zu Drogen
Chronisches Aufschieben	Aufgaben und Tätigkeiten werden bis zum letzten Moment aufgeschoben, aber auch körperliche Bedürfnisse wie Essen, Trinken, Schlaf und Toilettengang.
Psychische Begleiterscheinungen	Langjährig bestehende oder phasenweise Angststörungen; Burnout/Depression; erhöhtes Risiko für Persönlichkeitserkrankungen (Borderline, bipolare Störung, ...).
Körperliche Begleiterscheinungen	Magen-Darm-Probleme; chronische Müdigkeit; Probleme beim Atmen/ständiges Gähnen; Kopfschmerzen bis hin zu Migräne

Diese Liste zeigt die Schattenseiten und ADHS-spezifischen Herausforderungen auf. Jedoch bringt die Neurodivergenz ADHS auch viele Stärken mit sich. Lest dazu Kapitel 7 „Reframing ADHS und Neurodiversität als hoffnungsvolle Perspektive" und schaut euch außerdem die Aussagen in Kapitel 5 zum Thema „Scanner-Persönlichkeit„ an.

Die Ausprägungen in der hyperaktiven, unaufmerksamen/hypoaktiven und in der Mischform könnt ihr euch wie ein kreisförmiges Spektrum vorstellen. Dieses ist bei jedem einzelnen Menschen mit ADHS-Gehirn so verschieden ausgeprägt wie die Persönlichkeit jedes einzelnen Menschen auf der Welt. Die Herausforderungen können sich auch je nach Lebensphase, aber auch nach Tagesform anders zeigen oder bei manchen sogar überhaupt nicht auftreten.

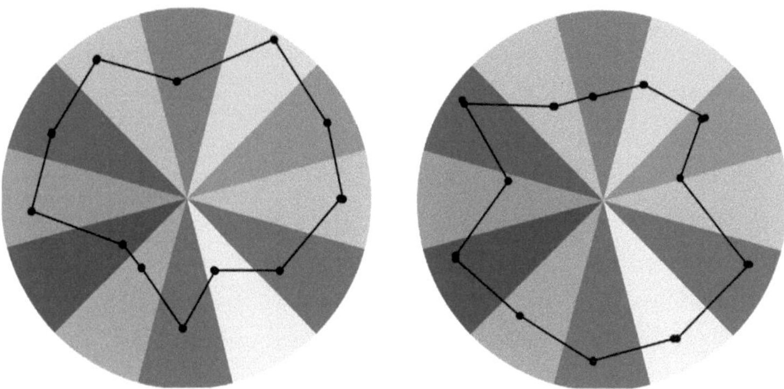

Abbildung 1: Visualisierung des ADHS-Spektrums (Beispiel links: unaufmerksame/hypoaktive Ausprägung; Beispiel rechts: hyperaktive Ausprägung)

GESCHICHTE VON ADHS

Menschen mit ADHS-Gehirn gab es schon immer. ADHS wird seit 20 bis 30 Jahren als „Modediagnose" abgetan. Viele Mythen und Fehlinformationen sind darüber im Umlauf. Daher gibt es hier mal einen kleinen zeitlichen Abriss, wann zum ersten Mal ADHS-typische Verhaltensweisen in der Geschichte der Menschheit dokumentiert wurden und wie sich die Definitionen im Laufe dieser entwickelt haben.

CA. 450 V. CHR. – „ÜBERWIEGEN DES ELEMENTS FEUER" NACH HIPPOKRATES

Bereits über 400 Jahre vor unserer Zeitrechnung beschrieb der griechische Arzt, was heute als „ADHS" verstanden werden könnte. Er empfahl zur Behandlung unter anderem eine Diät mit überwiegend Fisch sowie körperlicher, geistiger und musikalischer Aktivität.

CA. 300 V. CHR. – „THE OBTUSE MAN" NACH THEOPHRASTUS

Der griechische Philosoph Theophrastus (381–278 v. Chr.) beschreibt in seinem Werk „Charaktere" einen Menschen, dessen Verhalten vergleichbar ist mit der modernen Diagnose ADHS. Griechisch „Anaisthetos", was „Mangel an Auffassungsgabe" bedeutet, wurde ins Englische als „The Obtuse Man" übersetzt. Dies heißt so viel wie „Der begriffsstutzige Mensch". Die Beschreibungen von Theophrastus ähneln mehreren Symptomen von ADHS im DSM-V.

1775 – „ATTENTIO VOLUBILIS" NACH WEIKARD

Der deutsche Arzt und Wissenschaftler beschrieb in einem Artikel den Mangel an Aufmerksamkeit bei Menschen. Laut Weikard ist die „unaufmerksame Person" durch Ungeduld, oberflächliche Wahrnehmung und mangelnde Sorgfalt gekennzeichnet. Er beschrieb, dass unaufmerksames Verhalten im Vergleich zu älteren, überwiegend bei jüngeren Menschen zu beobachten sei. Auch beobachtete er, dass bei Frauen die Unaufmerksamkeit eher ausgeprägt sei als bei Männern. Als Ursachen führte er unter anderem schlechte Erziehung und einen Mangel an Disziplin an. Jedoch erwähnte er gleichzeitig, dass es auch auf eine Über- oder Unterstimulation, also Dysregulation der Hirnfasern zurückzuführen sei.

1798 – „EINE UNTERSUCHUNG ÜBER DIE NATUR UND DEN URSPRUNG DER GEISTIGEN UMNACHTUNG" NACH CRICHTON

Crichton beschreibt im Kapitel „Über Aufmerksamkeit und dessen Krankheiten" die Unfähigkeit, sich mit der notwendigen Beständigkeit einem Objekt zu widmen. Er erklärt diese durch die unnatürliche Sensibilität der Nerven. Diese wiederum besteht entweder seit Geburt oder ist Resultat von „zufälliger Erkrankung".

1845 – „DER STRUWWELPETER" NACH HEINRICH HOFFMANN

Der Frankfurter Kinderarzt beschrieb mit seiner „Geschichte vom Zappel-Philipp" den Stereotypen von ADHS, dem hyperaktiven kleinen Jungen, der sich bis heute hartnäckig hält. Aber auch andere ADHS-typische Verhaltensweisen lassen sich in dem Kinderbuch finden. Mit der Geschichte vom „Hans-guck-in-die-Luft" wird die Unaufmerksamkeit von ADHS dargestellt. Paulinchen verbrennt sich beim Spielen mit den Zündhölzern. Dies kann ein Paradebeispiel von Impulsivität bei ADHS sein. Die Gefahr und der Reiz des Verbotenen sind für viele ADHS-Gehirn-Besitzer:innen ein Dopaminlieferant, wenn auch sehr gefährlich.

1902 – „DEFEKT MORALISCHER KONTROLLE" NACH STILL

Der britische Kinderarzt George F. Still definierte moralische Kontrolle als „die Kontrolle des Handelns in Übereinstimmung mit der Idee des Wohls aller". Er beschrieb, dass die moralische Kontrolle von drei Faktoren abhängt:

- Die kognitive Beziehung zur Umwelt
- Das moralische Bewusstsein
- Die Willenskraft

Laut Still waren diese zu den intellektuellen Fähigkeiten zuzurechnen. Dadurch leitete er ab, dass mangelhafte moralische Kontrolle bei geistig zurückgebliebenen Kindern vorkommt.

1932 – KRAMER-POLLNOW-SYNDROM

In den 1930er-Jahren veröffentlichten die zwei Mediziner Franz Kramer und Hans Pollnow einen Artikel über „hyperkinetische Zustandsbilder im Kindesalter". In diesem beschrieben sie eine Fallserie von 17 Kindern, deren Verhalten von Aggressivität, Impulsivität, chaotischer Überaktivität, Lernproblemen und Ängsten geprägt war. Diese Beschreibungen decken sich mit den bekannten Symptomen von ADHS. Jene Veröffentlichungen führten lange Zeit dazu, dass das Verhalten solcher Kinder als Kramer-Pollnow-Syndrom bezeichnet wurde. Laut ihren Beobachtungen traten die Anzeichen im Alter von etwa drei Jahren auf. Nach ihren Erkenntnissen verschwanden die Symptome bei einigen Kindern vollständig.

1935 – CHILDERS, A.T.

Laut Childers haben hyperaktive Kinder mit höherer Wahrscheinlichkeit einen Hintergrund in Familien mit schwierigen Verhältnissen.

1940 – „MINIMALER GEHIRNSCHADEN"

Weitere Forschungen in den 1930er- und 1940er-Jahren untermauerten die Idee eines kausalen Zusammenhangs zwischen Hirnschäden und abweichendem Verhalten. Bei Kindern mit einer Vorgeschichte von Kopfverletzungen wurde festgestellt, dass sie Verhaltensstörungen entwickelten, die der postenzephalitischen Verhaltensstörung ähnelten. In Studien über Geburtstraumata wurde außerdem ein ursächlicher Zusammenhang zwischen Geburtsverletzungen und geistiger Retardierung bei Kindern entdeckt. Auch Infektionen, Bleivergiftung und Epilepsie wurden mit verschiedenen kognitiven und Verhaltensstörungen in Verbindung gebracht.

1957 – SCHÄDIGUNG VS. STÖRUNG

Obwohl sich die Hypothese, dass eine minimale Hirnschädigung zu Verhaltensstörungen führen kann, weitestgehend durchgesetzt hatte, gab es in den 50er- und 60er-Jahren auch kritische Stimmen. Laufer et al. (1957) sahen es als Problem an, dass es „Kinder gibt, die eine hyperkinetische Impulsstörung aufweisen, ohne dass sie einen der klassischen ätiologischen, traumatischen oder infektiösen Faktoren in ihrer Vorgeschichte haben". Die Ergebnisse ihrer Studien ließen eher auf eine funktionelle Störung als auf eine Schädigung des Gehirns als Ursache des Syndroms schließen. Die Oxford International Study Group of Child Neurology hat sich daher für eine Änderung der Terminologie ausgesprochen und den Begriff „minimale Hirnschädigung" durch „minimale Hirnfunktionsstörung" ersetzt.

1968 – ADHS ERSTMALS IM DSM

Das, was wir heute als „ADHS" kennen, wurde 1968 erstmals im DSM-II dokumentiert, der zweiten Ausgabe des Diagnostic and Statistical Manual of Mental Disorders der American Psychiatric Association. Die „Störung" konzentrierte sich in erster Linie auf die Symptome übermäßiger motorischer Aktivität und wurde als hyperkinetische Reaktion des Kindesalters bezeichnet. Diese wurde wie folgt beschrieben: „Die Störung ist gekennzeichnet durch Überaktivität, Unruhe, Ablenkbarkeit und eine kurze Aufmerksamkeitsspanne, vor allem bei kleinen Kindern; das Verhalten nimmt in der Regel bis zur Pubertät ab."

1980 – WEITERENTWICKLUNG DES KONZEPTS „ADHS"

1980 wurde die Störung neu konzeptualisiert. Der Schwerpunkt lag nun auf Problemen mit der Aufmerksamkeit, Impulsivität und Hyperaktivität und wurde in Aufmerksamkeitsdefizitstörung (mit und ohne Hyperaktivität) umbenannt. Im Laufe der 80er-Jahre wurde die Diskussion über ADHS und die Subtypen fortgeführt. Es wurde kontrovers diskutiert, was bestimmte Symptome bedeuten und ob die Störung in verschiedene Arten unterteilt werden sollte – je nachdem, ob Hyperaktivität vorhanden ist oder nicht.

1987 – ÜBERARBEITETE VERSION DSM-III UND STREICHUNG VOM „UNAUFMERKSAMEN TYPUS"

Der Begriff Aufmerksamkeitsdefizit-/Hyperaktivitätsstörung ADHS wurde im DSM-III-R eingeführt. Damals war nicht klar, ob der AHDS-Subtyp ohne Hyperaktivität (früher ADS) dem ADHS-Subtyp mit Hyperaktivität (Stereotyp „ADHS") ähnlich war oder ob die beiden Typen als zwei separate psychiatrische Störungen betrachtet werden mussten. Die Symptome Unaufmerksamkeit, Impulsivität und Hyperaktivität wurden in einer einzigen Liste von Symptomen zusammengefasst. Der Subtyp „ADS ohne Hyperaktivität" wurde entfernt und einer Restkategorie namens „undifferenziertes ADS" zugeordnet.

1994 – DREI SUBTYPEN & ADHS IM ERWACHSENENALTER

Ende der 80er und Anfang der 90er wurden Beobachtungen dokumentiert, dass Kinder mit ADS, die keine Hyperaktivität aufweisen, sich von Kindern mit hyperaktiver ADS unterschieden. Beschrieben wurden hier eher träumerisches Verhalten und lethargische Tendenzen mit weniger Aktivität. Die identifizierten Kinder wiesen außerdem schlechtere akademische Leistungen auf. Im Vergleich zu den hyperaktiven Betroffenen waren sie jedoch weniger aggressiv und wurden von Gleichaltrigen weniger abgelehnt. Es wurde schließlich erkannt, dass es sich bei ADHS nicht ausschließlich um eine Störung in der Kindheit handelt, die mit zunehmendem Alter verschwindet, wie zuvor angenommen. Vielmehr festigte sich die Sichtweise, dass sie in vielen Fällen bis ins Erwachsenenalter bestehen bleibt. Im DSM-IV wurde ADHS in drei Subtypen unterteilt: den vorwiegend unaufmerksamen Typ, einen vorwiegend hyperaktiv-impulsiven Typ und einen kombinierten Typ mit Symptomen beider Dimensionen. Die American Psychiatric Association akzeptierte auch die Diagnose von ADHS bei Erwachsenen, indem sie Beispiele für Arbeitsplatzschwierigkeiten in die Symptombeschreibung aufnahm.

2011 – UMWELT & KULTUR

Eric Taylor, emeritierter Professor für Kinder- und Jugendpsychiatrie am King's College London Institute of Psychiatry, betonte 2011, dass die Umwelt bei der Betrachtung von ADHS zu wenig erforscht wurde. Soziale und kulturelle Einflüsse müssen noch näher untersucht werden, denn sowohl die Diagnose als auch die Beeinträchtigung oder Behinderung von Menschen können dadurch beeinflusst werden. Unterschiede zwischen Kulturen können dazu führen, dass die wahre Prävalenzrate von Beeinträchtigungen schwer zu bestimmen ist. Es ist wichtig zu beachten, dass das Umfeld, in dem Kinder aufwachsen, eine wichtige Rolle bei der Beeinträchtigung spielt. Professor Taylor empfahl, dass die Einstellung der Öffentlichkeit und der Fachleute gefördert werden könnte, wenn diese sich mit der Geschichte und dem Zusammenspiel von wissenschaftlichem Verständnis und sozialem Wandel auseinandersetzen.

2013 – ADHS IM DSM-V – AUSPRÄGUNG ÜBER DIE ZEIT

In der fünften Version des „Diagnostic and Statistical Manual of Mental Disorders" wurde ADHS weiterhin mit den drei Manifestationen beschrieben. Eine Neuerung war, dass nicht mehr von „Subtypen" gesprochen wurde, sondern von „Ausprägung". Dies sollte der Erkenntnis Rechnung tragen, dass sich der Zustand von ADHS im Verlauf der Zeit verändern kann.

2020 – ADHS-GEN-ANALYSE

In einer groß angelegten Studie untersuchten Paula Esteller-Cucala und ihre Kolleg:innen die genetische Entwicklung von ADHS-assoziierten Genen in europäischen Populationen. Dabei wurden Daten von über 20.000 ADHS-Diagnostizierten mit 35.000 Kontrollpersonen verglichen. Sie untersuchten, wie sich die Gene im Laufe von mehreren Jahrhunderten verändert haben. Bei der ausgestorbenen Spezies der Neandertaler wurden ADHS-Genvarianten gefunden. Durch die Vermischung mit Homo sapiens wurden diese Gene weitergegeben. Der Übergang von der Jäger-Sammler-Lebensweise zur sesshaften Lebensweise mit dem Fokus auf Landwirtschaft hat nicht nur gesellschaftliche Veränderungen gebracht. Sie stellten auf Basis dieser Erkenntnisse die Hypothese auf, dass sich der Selektionsdruck auf diese Gene verändert haben könnte. Dies könnte erklären, warum die Häufigkeit dieser Gene mit der Zeit abgenommen hat. Die Studie unterstützt damit die „Mismatch Theory". Weitere Informationen dazu findet ihr im Kapitel „ADHS von A-Z" bei „Mismatch Theory" und im folgenden Kapitel bei „Jäger-Bauer-Hypothese".

Herzlichen Glückwunsch, ihr kennt nun die historisch wichtigsten Eckpunkte von ADHS. Was lernen wir daraus und welches Muster ist entstanden?

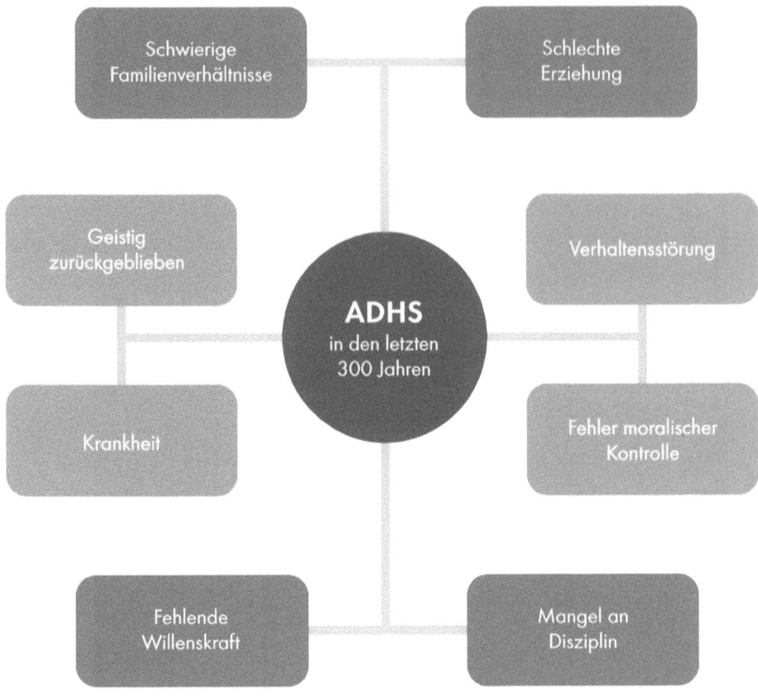

Abbildung 2: Geschichtlich gewachsene Assoziationen mit ADHS

Mit Aufkommen und Verbreitung der Psychiatrie wurden ganz bestimmte Merkmale und Bezeichnungen mit ADHS assoziiert. Dies hat sich bis heute, manchmal auch ganz subtil, in den Köpfen der Menschen verankert. Die Stereotypen, die sich vor wenigen Hundert Jahren entwickelt haben, begleiten uns noch heute. Im 3. Kapitel erkläre ich dezidiert einige dieser Fehlannahmen. Des Weiteren gehe ich auf die Zusammenhänge, wie „ADHS ist nur schlechte Erziehung" oder „ADHS gibt es nur in sozial schwachen Familien" im Kapitel 5 „Was hat ADHS mit Geld zu tun" ein.

DIAGNOSTIK

Um ADHS im Erwachsenenalter zu diagnostizieren, gibt es verschiedene Methoden. Einige davon sind:

- Standardisierte Selbstauskunftsbögen zum Ankreuzen
- Fragebögen für Familie und Angehörige
- Interview mit Betroffenen (Diagnosekriterien nach Diagnosemanualen wie ICD-11 und DSM-V)
- Computergestützte Bio-Feedback-Tests (Konzentration- & Aufmerksamkeitstests)
- Hinweissuche in den Grundschulzeugnissen & Evaluation
- Intelligenztests

Zur Differentialdiagnostik werden folgende physiologischen Marker getestet:

- Bluttests (Mangelerscheinungen z. B. Eisen)
- Ultraschall der Schilddrüse
- (seltener) MRT bei möglichen neurologischen Erkrankungen wie Epilepsie
- Posttraumatische Belastungsstörungen

Besonders wichtig bei der Evaluierung und Diagnostik ist die Differenzierung zu körperlichen Ursachen. Dr. Russel Barkley, einer der führenden Spezialisten auf dem Gebiet ADHS, betont, „plötzliche und kurzfristige Symptome sprechen gegen eine ADHS-Erkrankung".

DAS „ADHS-BETRIEBSSYSTEM"

Jeder Mensch funktioniert mit denselben Organen und Neurotransmittern. Diese psychologische Erkenntnis gelangt langsam auch in alle Schichten der Gesellschaft. Ein Beispiel hierfür ist das Wissen über die „Glückshormone". Diese lassen sich mit dem Akronym „DOSEN" zusammenfassen und sind für folgende Funktionen zuständig:

Dopamin –
Motivationshormon, wirkt im Belohnungszentrum des Gehirns

Oxytocin –
Kuschelhormon, zum Aufbau menschlicher Verbindungen

Serotonin –
„Gute-Laune-Hormon", zuständig für Stimmung, Schlaf, Appetit

Endorphin –
Anti-Schmerz-Hormon, kann Gefühl von Wohlbefinden und Euphorie auslösen

Noradrenalin –
Konzentrationshormon, steuert Aufmerksamkeit und fördert geistige Leistungsbereitschaft

Beim ADHS-Gehirn kommt dem Motivationshormon Dopamin eine besondere Stellung zu, denn es wird „viel schwerer" produziert und auch schneller wieder abgebaut als bei den meisten Menschen.

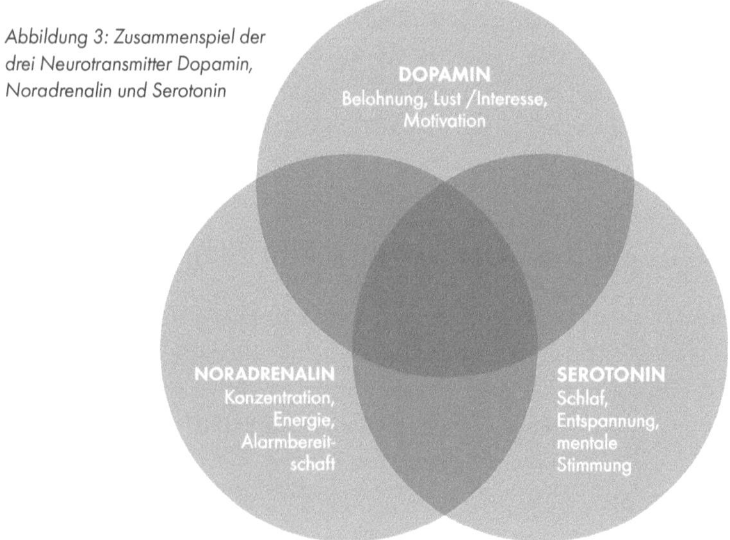

Abbildung 3: Zusammenspiel der drei Neurotransmitter Dopamin, Noradrenalin und Serotonin

Dopamin und Noradrenalin spielen eine zentrale Rolle bei der Neurodivergenz ADHS. Zwischen diesen beiden Neurotransmittern gibt es eine Wechselwirkung, sodass Dopamin die Freisetzung von Noradrenalin fördert und umgekehrt. Diese Wechselwirkung bedingt eins der meist missverstandenen Phänomene beim ADHS-Gehirn, und zwar: Konzentrationsunfähigkeit vs. Hyperfokus.

ADHS wird von den meisten mit einer dauerhaften Konzentrationsschwäche und Ablenkbarkeit in Verbindung gebracht, aber selten mit einem Konzentrationsextrem. Obwohl das ADHS-Gehirn, wie alle menschlichen Gehirne, mit derselben „Hardware" arbeitet, also Organen und chemischen Botenstoffen, ist die „Software" etwas anders gestaltet.

DIE VERHALTENSBEZOGENE FUNKTIONSWEISE DES ADHS-GEHIRNS BESCHREIBE ICH MIT DEM AKRONYM NAWI:

- **N**euartigkeit
- **A**ktueller Druck/Dringlichkeit
- **W**ettbewerb
- **I**nteresse

Mit dem NAWI-Prinzip lassen sich auch die Defizite positiver bezeichnen und erklären, die ADHS generell zugeschrieben werden.

Ein Mensch mit ADHS-Gehirn kommt dann ins Tun und Handeln, wenn eine Aufgabe neuartig ist und das persönliche, intrinsische Interesse dieser Person weckt. Das bedeutet, dass die Unaufmerksamkeit und Konzentrationsschwäche einsetzen, wenn etwas für die Person nicht interessant oder nicht aufregend genug gestaltet ist. Darüber hinaus wird das ADHS-Gehirn „angeschmissen", wenn etwas Wettbewerbscharakter hat oder eine Herausforderung ist. Wenn zum Beispiel etwas für andere zu schwer erscheint, ist das genau der Treibstoff, der das ADHS-Gehirn zum Laufen bringt. Auch der Vergleich mit anderen oder der Wettbewerb mit sich selbst gegen die Zeit kann den notwendigen „Schubs" geben. Druck und Dringlichkeit sind besonders hervorstechende Komponenten bei der Funktionsweise der Neurodivergenz. Viele ADHS-neurodivergente Menschen können erst „im letzten Moment" tätig werden, da das Gehirn den Stress benötigt, um ins Tun zu kommen. Diejenigen, die in der Nacht vor einer Abgabe noch im Hyperfokus Hausaufgaben oder Abschlussarbeiten erledigt haben, werden mir da zustimmen. Dies ist auf der einen Seite eine große Stärke und kann auch in Notsituationen ein besonderer Vorteil vor neurotypischen Menschen sein. Gleichzeitig kommt diese Tendenz, Dinge „auf den letzten Drücker" zu machen, auch mit ihren Nachteilen. Denn der ständige Stress lässt unser Nervensystem Cortisol und Adrenalin produzieren, welche langfristig sehr negative Effekte auf den Körper haben können. Wenn ein Mensch über viele Jahre so viel Stress ausgesetzt ist, kann es zu Herz-Kreislauf-Problemen und Erkrankungen wie Diabetes führen.

Nun könnte man skeptisch werden, denn alle Menschen haben ja mal solche Phasen und erledigen ihre Aufgaben „kurz vor Ultimo", richtig? Das ist korrekt, dieses Verhalten legen auch neurotypische Menschen an den Tag. Gleichzeitig ist zu beachten, dass sie lernen können, ihr Verhalten mit guter Planung und Strategie anzupassen. ADHS-neurodivergente Menschen hingegen haben es viel schwerer, denn auf Kommando möchte das Gehirn oft nicht so funktionieren, wie es soll. Der Unterschied ist, dass Personen mit ADHS-Gehirn alltäglich das NAWI-Prinzip benötigen, um zu funktionieren. Lasst mich das gern anhand von Behaviorismus erklären: Laut der psychologischen Theorie des Behaviorismus können Menschen in ihrem Verhalten durch positive und negative Verstärkung beeinflusst werden. Damit sind Belohnungen und Strafen gemeint. Zum Leidwesen aller Menschen mit ADHS-Gehirn wird dieser Ansatz auch bei ihnen angewendet. Das heißt nicht, dass nur ADHS-neurodivergente Menschen unter Strafzetteln oder Mahngebühren leiden.

Der Unterschied ist, dass Menschen mit einem ADHS-Gehirn durch externe Belohnungen und Strafen weniger angetrieben werden können, Dinge zu tun, als neurotypische Menschen. Obwohl wir ADHS-Neurodivergente wissen, dass wir für irgendetwas bestraft werden, können wir manche Dinge einfach nicht umsetzen. Die Ursache dafür ist die Exekutivdysfunktion aufgrund des Neurotransmittermangels. Die negativen Effekte und Phänomene, die dadurch zustande kommen, sind unter anderem die „ADHS-Paralyse" und „ADHS-Steuer". Im Kapitel „ADHS von A-Z" findet ihr die detaillierten Erklärungen dazu.

Kommen wir zuletzt noch mal zu dem Thema der Wechselwirkung der zwei Neurotransmitter Dopamin und Noradrenalin. Wenn wir also das NAWI-Prinzip für ADHS-Neurodivergente anwenden, verstehen wir, dass sie durch „langweilige" Aufgaben schwerer motiviert werden können (Dopamin) und sich dadurch auch schwerer konzentrieren können (Noradrenalin). Dies bedingt dann die Unaufmerksamkeit und Konzentrationsschwäche. Gleichzeitig erklärt es die Ablenkbarkeit, denn das Gehirn möchte lieber aufregenden Input, der motiviert. Das heißt, neuartige Reize führen zur Ablenkung. Auf der anderen Seite ist es so, dass neuartige, interessante, spannende, herausfordernde Aufgaben Noradrenalin ausschütten. Dadurch kann sich die ADHS-neurodivergente Person ausgezeichnet konzentrieren, was wir „Hyperfokus" nennen. Noradrenalin bedingt wiederum die Produktion von Dopamin. Also sind wir auch motivierter, die Tätigkeiten fortzuführen, auf die wir uns gerade hervorragend konzentrieren können. Im Hyperfokus arbeiten wir dann sogar mehrere Stunden ohne Pause an einer Sache, weil unser Gehirn mit diesem Kreislauf unser Verhalten dominiert.

MIT METAPHERN ADHS ERKLÄREN

Die Funktionsweise und die Herausforderungen eines ADHS-Gehirns zu erklären, ist ziemlich schwierig. Man kann es anderen nicht verübeln, wenn sie bei den Begriffen wie Neurotransmitter, Exekutivdysfunktion oder Basalganglien sofort abschalten.

Da die meisten Menschen mit Bildern besser lernen, habe ich folgende Metaphern entworfen. Mit diesen könnt ihr auch Nicht-Betroffenen anschaulich aufzeigen, wo die Unterschiede und Gemeinsamkeiten zwischen neurotypischen Gehirnen und dem ADHS-neurodivergenten Gehirn sind. Außerdem sollen sie Betroffenen Verständnis, Zuversicht und einen Mindset-Shift geben.

SPORTWAGEN-STADTAUTO-METAPHER

Stellt euch vor, die Gehirne von Menschen mit ADHS sind wie Sportwagen mit 500 PS. Sie haben das Potenzial, unglaublich leistungsstark zu sein und hohe Geschwindigkeiten zu erreichen. Jedoch können sie in einer Umgebung, die auf niedrigere Geschwindigkeiten ausgelegt ist, wie zum Beispiel einer Stadtautobahn mit Tempolimit 100 km/h Schwierigkeiten haben, ihre Geschwindigkeit zu kontrollieren.

Skeptische Menschen könnten jetzt natürlich sagen „Ja, dann fahr eben langsamer!" Das ist leider mit dem ADHS-Sportwagen-Gehirn nicht so einfach. Der Sportwagen ist geprägt von Impulsivität und Hyperaktivität, welche dazu beitragen, schneller zu fahren. Der Kontrollmechanismus (Exekutivfunktionen im Gehirn), der ansonsten sagen würde „Halt Stopp, wir dürfen nur maximal 100 km/h fahren", hat eine Fehlfunktion. Somit wird das Geschwindigkeitslimit überschritten und es kann nicht nur zu einem Strafzettel kommen, sondern das Risiko, andere zu verletzen, kann sich auch erhöhen.

Dies ist aber nicht alles. Auch alltägliche Verhaltensweisen, die in einer „begrenzten" Umwelt als Störung wahrgenommen werden, können in einer anderen als Talent und Stärke gelten. Neurotypische Menschen nehmen es eher übel, wenn eine ADHS-neurodivergente Person mehr oder schneller redet als alle anderen in einer Gruppe. ADHS-neurodivergente Menschen stoßen auf Unverständnis von neurotypischen Menschen, da diese sich besser kontrollieren können als ADHS-Gehirn-Besitzer:innen. Des Weiteren ist auch der höhere Verbrauch eine große Herausforderung. Ihr wisst vielleicht, dass ein leistungsstarker Wagen „viel frisst". Ein solches Auto verbraucht viel mehr Kraftstoff als „normale" PKWs, die für den Stadtverkehr gebaut sind. Im Falle von ADHS und Dopamin ist es ähnlich. Wir benötigen nicht nur mehr vom Kraftstoff Dopamin, um in die Gänge zu kommen, sondern unser Gehirn verbraucht auch größere Mengen bei jeder kleinen Ausfahrt. Dies können das alltägliche Erledigungen sein, wie der tägliche Einkauf oder Rechnungen zu bezahlen.

LÖWEN-GEPARDEN METAPHER

Die Neurodivergenz ADHS ist nur eine andere Art des Seins wie verschiedene Arten von Tieren. Stellt euch vor, neurotypische Menschen wären Löwen und ADHS-neurodivergente Menschen wären Geparden. Beide Arten haben Gemeinsamkeiten. Beide sind Raubkatzen. Beide Arten schleichen sich an ihre Beute an. Beide sprinten bei der Jagd.

Es gibt aber auch feine Unterschiede: Löwen jagen im Rudel, Geparden jagen allein. Löwen können bis zu 60 km/h sprinten, Geparden sprinten bis zu 120 km/h.

Nun stellt euch vor, unsere Welt wäre von und für Löwen gemacht. Für sie ist es „normal", im Rudel zu jagen und damit erfolgreich zu sein. Der Standard wird von ihnen vorgegeben. Alles, was diesen übersteigt, kann nur abnormal sein. Somit sind die Geparden die „Gestörten". Die Löwen könnten denken, dass diese „Hyperaktivität" nicht gesund sein kann. Immerhin sind die meisten Raubkatzen Löwen, die alle nur maximal 60 km/h rennen können. Es gäbe keine andere Ansicht, dass die schnelleren Geparden einfach eine etwas andere Konstitution haben und dies so von der Natur angelegt wurde.

Stellt euch nun vor, dass diejenigen, die aufgrund ihrer besonderen Konstitution anders sind, sei es ein Sportwagen oder ein Gepard, pathologisiert werden.

Im Kindesalter, in dem das Gehirn noch nicht vollends „gereift" ist, ist die Neurodivergenz prägnanter. Die Kontrollmechanismen, die jeder Mensch in den ersten Jahren seines Lebens lernt, sind für diese Kinder etwas schwieriger zu erwerben. In unserer heutigen Gesellschaft sind diese Mechanismen jedoch von immenser Wichtigkeit, um nicht nur ein friedvolles und respektvolles Miteinander zu gewährleisten. Dazu kommt noch, dass unser gesellschaftliches System so gestaltet ist, dass es optimal für neurotypische Menschen passt – die Löwen und die Stadt-Autos. Für Menschen, die nicht in diese Schablone passen, ist es sehr schwer, sich anzupassen. Sie fühlen sich aufgrund ihres neurodivergent-typischen „normalen" Verhaltens oft anders wahrgenommen und behandelt.

Für die Mehrheit ist es immer mit Aufwand verbunden, sich an die Minderheit anzupassen oder besser gesagt, zumindest der Minderheit etwas entgegenzukommen. Gleichwohl können sich dadurch weitreichend positive Synergieeffekte ergeben. Denn so wie die Natur Biodiversität braucht, benötigen wir Menschen Neurodiversität.

KURZSICHTIGKEIT & BRILLEN-METAPHER

Diejenigen von euch, die in den 80ern oder früher geboren wurden, können sich sicher noch daran erinnern, dass Kinder und Mitmenschen mit Brille früher diskriminiert, schikaniert und herabgewürdigt wurden. Heutzutage ist es etwas ganz Normales, eine Brille zu tragen. Die Gesellschaft hat es akzeptiert, dass manche Menschen eine Sehhilfe benötigen. Auch immer mehr jüngere Menschen sind auf eine Brille angewiesen. Die Digitalisierung und die Zunahme von Bildschirmarbeit haben unter anderem dazu beigetragen, dass mehr Menschen eine Brille tragen müssen, um zum Beispiel ihre Kurzsichtigkeit zu kompensieren. Laut einer Studie des Zentralverbands der Augenoptiker und Optometristen ist der Anteil der Brillentragenden in den vergangenen 70 Jahren deutlich gewachsen. Im Jahr 1952 betrug der Anteil noch 43 % (in Westdeutschland). Dieser betrug 2019 ganze 66,6 %. Wir sehen also, wenn mehr als die Hälfte der Bevölkerung Hilfsmittel wie eine Brille benötigt, normalisiert sich auch der Umgang damit.

Aber was hat das jetzt mit ADHS zu tun? Stellt euch vor, dass ADHS wie eine angeborene Kurzsichtigkeit ist. In unserem Beispiel hat Jessica diese angeborene Kurzsichtigkeit. Im Laufe ihres Lebens entwickelt sie instinktiv Bewältigungsstrategien, um mit dieser besser umgehen zu können. In der Schule kann es sich in ihrem Verhalten zeigen, dass sie sich sehr anstrengt und ihre Augen zusammenkneift, um die Notizen an der Tafel besser zu sehen. Sie trifft auch intuitive Entscheidungen und setzt sich in die erste Reihe, um sich nicht so anstrengen zu müssen. Ihre Lebensumstände machen es ihr aber mit zunehmendem Alter schwerer, weit zu sehen. Stellt euch vor, dass es in diesem Szenario noch gar nicht so weit verbreitetes Wissen über Kurzsichtigkeit gibt, so wie bei ADHS im Jahr 2023. Sie denkt, dass diese Anstrengung normal ist, immerhin berichten ihre Freund:innen auch mal, dass sie auch lieber ganz vorn sitzen, um die Tafel besser zu sehen. Jessica entschied sich irgendwann für einen Bürojob. In diesem arbeitet sie viel am PC, sitzt aber auch sehr oft in vielen Meetings. Diese werden in großen Räumen abgehalten und die Präsentationswand ist ziemlich weit von den Tischen entfernt. Sie bekommt regelmäßig Kopfschmerzen. „Aber das ist ja normal, jeder hat mal Kopfschmerzen", sagt sie sich. Sie muss eben mehr Pausen machen und genügend trinken, raten ihr ihre Kollegen.

Irgendwann kommen diese Schmerzen immer öfter und es gesellt sich noch eine chronische Migräne dazu. Sie leidet sehr. Nach vielen Jahren trifft sie durch Zufall auf Jonas, der ihr erzählt, dass er dieselben Probleme hatte, bis er herausgefunden hat, dass er kurzsichtig ist. Er hat sich auf die Suche nach Hilfe gemacht und mit der Brille ist das Leben jetzt so viel einfacher. Seine Kopfschmerzen und Migräne sind verschwunden. Er trägt seine Brille jetzt oft nur noch bei Bedarf, da er seine Lebensumstände so angepasst hat, dass er auch mal ohne Brille auskommt. Er ist glücklich, dass er jetzt ein schmerzfreies Leben führen kann.

Übertragen wir dieses Konzept nun auf ADHS, gibt es einige Parallelen. Die technologische Entwicklung und unser Wirtschaftssystem haben dazu beigetragen, dass immer mehr Menschen erkennen, dass sie ein ADHS-Gehirn haben. In unserer Welt wird es für sie zunehmend schwieriger, im Gegensatz zu neurotypischen Menschen (also Menschen ohne angeborene Kurzsichtigkeit).

Kurzsichtigkeit gibt es auch in vielen Schweregraden. Manche Menschen kommen ohne Brille zurecht, manche benötigen nur eine in bestimmten Situationen und wieder andere sind tagtäglich auf die Brille angewiesen. Die Brille ist in dieser Analogie ein ADHS-Medikament.

So wie Brillenträger:innen früher diskriminiert wurden, werden auch heute Menschen mit ADHS-Gehirn beschämt, die ein Medikament nehmen. Gleichzeitig kommt es zu Missverständnissen und Ärger, wenn darauf verzichtet wird und sich die Herausforderungen dadurch offenbaren. Eltern möchten nicht, dass ihre Kinder die Diagnose bekommen, weil sie Angst haben, dass diese dann gemobbt werden. Auch ist die ADHS-Diagnose aufgrund der fehlenden Aufklärung für Eltern mit viel Scham besetzt. Lest dazu das Kapitel „ADHS und schlechte Erziehung". Es gibt leider noch keine genauen Messinstrumente für den Schweregrad von ADHS. Bei Kurzsichtigkeit ist es leicht, denn mit der Maßeinheit Dioptrien kann genau gemessen werden, welche Linsenstärke jemand benötigt, um die Fehlsichtigkeit auszugleichen. Dieser Umstand bedingt daher, dass die richtige Dosierung des ADHS-Medikaments auch ein „Versuch und Irrtum"-Prozess ist. Dabei kann es auch zu unschönen Nebenwirkungen kommen. Besonders bei besorgten Eltern, die vielleicht selbst ADHS-neurodivergent sind, kann es daher vorschnell zur Verteufelung der „Brille" kommen.

Aber kommen wir noch mal zurück zu Jessica und ihrer Erkenntnis, „kurzsichtig" zu sein. Jetzt stellt euch vor, dass Kurzsichtigkeit wie ADHS behandelt werden würde. Einige denken, dass sich Menschen ihre Kurzsichtigkeit nur ausdenken, weil sie faul sind oder weil sie eine „Extrawurst" bekommen wollen. Zum Beispiel könnten einige aus ihrer Kollegenschaft abschätzig kommentieren, dass Jessica eine „Sonderbehandlung" will, wenn sie sich im Meeting ganz vorn hinsetzen möchte, um alles lesen zu können. Auch ist das mit dem Verständnis der Selbsterkenntnis (Selbstdiagnose) und Diskriminierung verbunden. Sollte Jessica bereits, ohne eine offizielle Diagnose zu haben, um Hilfe und Verständnis bitten, wird sie bei vielen Menschen auf Widerstände treffen. Sollte sie das Glück haben, eine Diagnose zu bekommen, würde sie aufgrund ihrer „Brille" diskriminiert werden. Wir sehen also, egal, was die „kurzsichtigen", also ADHS-neurodivergenten Menschen machen, es ist für die Mehrheit falsch.

Die Brillen-Metapher passt besonders gut für die hypoaktive Ausprägung von ADHS, da diese Form seltener erkannt wird oder eben erst im Erwachsenenalter. Das ist dann der Fall, wenn der Stress der Umwelt die Bewältigungsstrategien übersteigt.

JÄGER-BAUER-HYPOTHESE

Als letzten Erklärungsansatz für ADHS möchte ich euch keine Metapher geben, sondern eine Theorie, die auch in der Wissenschaft immer mehr Beachtung findet. Gleichzeitig stellt die Hypothese auch eine perfekte Metapher dar. Die Jäger-Bauer-Hypothese kann das Verständnis und die Ursache von ADHS grundlegend verändern sowie auch die Denkweise vieler Betroffener.

Angetrieben von der ADHS-Diagnose seines eigenen Sohnes schrieb der Autor und frühere Psychotherapeut Thom Hartmann 1993 das Buch „Attention Deficit Disorder: A Different Perception". Nach seiner Theorie ist ADHS keine Störung, sondern eine angeborene Anpassung des Gehirns an die Umwelt. Er postulierte, dass die Menschen, die heutzutage mit ADHS diagnostiziert werden, die Nachfahren der erfolgreichsten Jäger der Urzeit waren. Seine Theorie deckt sich mit der „Mismatch Theorie", die besagt, dass heutige Krankheiten und vor allem psychische Störungen Ergebnis eines Missverhältnisses zwischen den Eigenschaften des Individuums und seiner Umwelt ist. Lasst uns ein paar Tausend Jahre zurückgehen und uns anschauen, was es damit auf sich hat.

Die Altsteinzeit begann vor etwa 2,6 Millionen Jahren und endete vor ca. 10.000 Jahren. In dieser Zeit waren unsere Vorfahren nomadische Jäger und Sammler. In der neolithischen Revolution, die vor etwa 10–12 tausend Jahren begann, vollzog sich ein fundamentaler Wandel, wie Menschen lebten und zur Nahrung kamen. Sie begannen mit dem Ackerbau und der Viehzucht. Die Menschheit ließ sich an bestimmten Orten nieder, da die Sesshaftigkeit viele Vorteile hatte und eine höhere Chance auf das Überleben brachte. Die Menschen entwickelten stabilere Unterkünfte, die langfristiger Schutz boten. Durch den Anbau von Getreide und der Zucht von Tieren konnten Überschüsse produziert werden, die mit anderen getauscht werden konnten. So entwickelten sich neben dem Tauschhandel auch Vorratshaltung und die Herstellung neuer Werkzeuge. Nach einigen tausend Jahren kam schließlich die Industrialisierung mit der Fließbandarbeit, gefolgt vom Kapitalismus.

Neurotypische Menschen sind nach Thom Hartmanns Theorie Landwirte und somit besser an unsere heutige Umwelt angepasst als ADHS-neurodivergente Menschen, also die Jäger. Für Ackerbau und Landwirtschaft waren folgende Eigenschaften von Vorteil:

- Fähigkeit des Belohnungsaufschubs (langsames Wachstum von Getreide)
- stete, gleichmäßige Arbeitsbemühungen (Viehzucht- & pflege)
- langfristige Planung (Abschätzung, ob die Ernte den ganzen Winter reichen wird)
- nicht schnell gelangweilt (finden immer etwas zum Beschäftigen, Routinen langweilen nicht)
- geduldig & Zusammenarbeit mit anderen (sind entspannt, wenn andere für Tätigkeiten länger benötigen)

Die hyperaktiven Nachfahren der Jäger hingegen hatten diese Eigenschaften:

- „scannen" ständig die Umgebung (nach Essbarem oder auch Gefahren)
- können schnelle Entscheidungen treffen (plötzlich aufspringen, um ein Tier zu jagen)
- bringen extreme Energie und Fokus für die Jagd auf (Treibjagd im Hyperfokus bei bestimmten Spezies)
- stellen sich Gefahren und scheuen keine Risiken (riskante Manöver)
- haben für sich und andere hohe Ansprüche (null Toleranz, wenn es um Leben und Tod geht)

Die Art und Weise, wie der Ausbildungsprozess unserer Kinder und heutzutage auch immer mehr Jobs gestaltet sind, wird für die Nachfahren der Jäger:innen immer mehr zum Problem. Die Welt ist für diejenigen perfekt, die für den Lebensstil des Ackerbaus gemacht sind und das zum Leidwesen derer, deren Gehirne etwas anders gestrickt sind.

Wenn wir uns die Diagnosezahlen und auch Verschreibungen von ADHS-Medikamenten ansehen, könnten wir die Verbindung zu den Vorfahren dieser „Jäger" ziehen. In den USA beträgt die Prävalenz von ADHS bei Kindern 8,1 % und bei Erwachsenen 5,2 %. Unter der Prämisse, dass die Nachfahren dieser „Jäger" eher bereit waren, Wagnisse einzugehen, tendierten sie auf einen anderen Kontinent auszuwandern. Die Vorfahren der Menschen, die heutzutage mit ADHS diagnostiziert werden, waren vermutlich auch impulsiv, scheuten kein Risiko und waren auf der Suche nach Neuem. Im späten 15. Jahrhundert trotz Ungewissheit den beschwerlichen Weg nach Amerika auf sich zu nehmen, war womöglich ein lockendes Abenteuer, dem diese Neurodivergenten nicht widerstehen konnten.

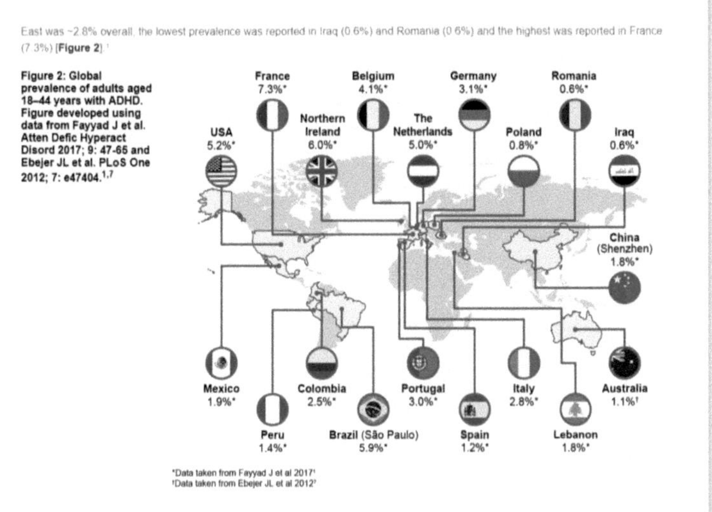

Abbildung 4: Globale Prävalenz von ADHS bei Erwachsenen (https://adhd-institute.com/burden-of-adhd/epidemiology/)

Ein weiteres spannendes Beispiel für diesen Zusammenhang bietet Island. Island wurde vor Tausenden Jahren von Wikingern besiedelt. Wissenschaftler:innen und Psychiater:innen vermuten, dass die Wikinger, die nach Island ausgewandert sind, eine höhere Prävalenz der ADHS-Neurodivergenz hatten. Auch bei dieser Gruppe waren Abenteuerlust und Risikofreude die Eigenschaften, die sie zur Entdeckung und Migration bewegten. Diese haben sie an ihre Nachfahren weitergegeben. In Verbindung mit der Digitalisierung könnte dies ein Grund sein, dass sich die Zahl der erwachsenen Benutzer:innen von Ritalin im Zeitraum 2004 bis 2014 verdreifachte. Lest dazu weiter im Kapitel 5 „Was hat ADHS mit Geld zu tun?"

Wir sehen also, dass unsere rasend schnelle technologische und gesellschaftliche Entwicklung dazu beiträgt, dass immer mehr Menschen mit ADHS-Gehirn in unserem System auffallen. Und dies leider oft nicht so positiv. Die Jäger-Bauer-Hypothese ist eine Theorie, die nicht nur in der Wissenschaft immer größere Beachtung findet, sondern sie kann auch helfen, dass Diagnostizierte die Denkweise ändern können. Denn ist es nicht viel ermutigender zu wissen: „Ich habe ein Gehirn, welches andere Bedürfnisse hat und Impulse benötigt und kann lernen, in unserer heutigen Welt damit umzugehen“, anstatt sich zu sagen: „Ich wurde als gestört und defizitär geboren und werde ein Leben lang eine chronische Krankheit haben“?

BEHINDERUNG ODER SUPERKRAFT?

Die Frage, ob ADHS eine Behinderung oder Superkraft ist, kann ich kurz und prägnant mit einem Wort beantworten: beides.
Ein ADHS-Gehirn zu haben, kann Behinderung und Superkraft zugleich sein. ADHS ist wie „Schrödingers Katze“. Einigen wird diese Metapher vielleicht aus der Physik oder zumindest aus der Serie „The Big Bang Theory“ bekannt sein. Der deutsche Physiker Erwin Schrödinger hat 1935 mit diesem Gedankenexperiment versucht, Quantenphysik fassbarer zu machen. In einem geschlossenen Kasten befinden sich eine Katze und eine Phiole mit einem radioaktiven Präparat. Laut Versuchsaufbau wird irgendwann das Behältnis mit dem radioaktiven Inhalt zerstört und tötet die Katze. Da die Versuchsleiter aber erst mit Gewissheit bestimmen können, ob die Katze lebend oder tot ist, wenn sie die Kiste öffnen, gilt die Katze so lange als beides: lebendig UND tot.

Ein ADHS-Gehirn verhält sich also wie ein Teilchen in der Physik. Es kann beides sein. Erst wenn man misst, ob es nun eine Behinderung oder eine Superkraft ist, kann man mit Gewissheit sagen, was es ist. Und hier ist die Krux bei der Sache. Je nachdem, wann, wer, wie, wo jemand „misst“, ob ADHS vorliegt, entscheidet sich, ob es die „Behinderung“ ist oder die „Superkraft“. Zusätzlich ist dies noch von anderen Umweltbedingungen abhängig, was ihr im Kapitel 5 „Was hat ADHS mit Geld zu tun?“ lernen werdet.

Die Qualität der psychiatrischen Diagnostik hängt immer von den Werkzeugen sowie der Qualifizierung der diagnostizierenden Person ab. Auch wenn sich die Diagnosekriterien und die Betrachtungen von ADHS in den letzten zehn Jahren in der Fachwelt bedeutend verbessert haben, kommt es auch heute noch zu Miss- und Fehldiagnosen.

WAS BEDEUTET DAS SPEZIELL?

WANN

Jeder Mensch hat eine bestimmte Tagesform bzw. Bestform. Je nachdem, wie sich die Person an dem Tag der Testung fühlt und welche Umweltbedingungen an dem speziellen Tag herrschen, kann die Diagnose positiv oder negativ ausfallen. Verschiedene Variablen können die ADHS-typischen Merkmale wie Konzentrationsschwierigkeiten oder Ablenkbarkeit entscheidend beeinflussen. Ist die Person ausgeruht oder hat sich durch unbewusste Selbstmedikation (Kaffee, Rauchen, Energydrinks) in einen Zustand gebracht, in der die Ablenkbarkeit, Hyperaktivität oder Impulsivität in Schach gehalten wird? Oder ist die Person generell gestresst und aufgeregt, was ADHS-Symptome verschlimmert? Das Alter des Menschen bei der Diagnose ist auch eine Variable. Für viele psychiatrische Fachkräfte ist es oft schwierig, ADHS im Erwachsenenalter zu diagnostizieren, da die betroffene Person höchstwahrscheinlich schon seit der Kindheit ADHS-spezifische Merkmale maskiert, um nicht kritisiert zu werden. „Masking" ist ein unbewusstes Verhalten bei ADHS (und Autismus) und kann den Diagnoseprozess erschweren. Daher muss Fachpersonal zum Thema „Masking" unbedingt besser geschult werden. Schaut euch dazu auch die Themen „Imposter Syndrom", „People Pleasing" und „Masking" im Deep-Dive-Kapitel an.

Der Zeitpunkt der Testung, bzw. das Alter der diagnostizierten Person, ist auch von Belang. In einer US-Studie von 2018 zum Einschulungsalter von Kindern wurde herausgefunden, dass jüngere Kinder mit größerer Wahrscheinlichkeit mit ADHS diagnostiziert werden als ihre älteren Mitschüler:innen. Altersbedingte Unterschiede im Verhalten wurden meist eher auf ADHS und nicht auf das jüngere Alter der Kinder zurückgeführt. Die meisten US-Bundesstaaten haben willkürliche Altersgrenzen für den Eintritt in die öffentliche Schule. Daher können sich Kinder mit Geburtstagen, die nahe am Stichtag liegen, innerhalb der gleichen Klasse, um fast ein Jahr unterscheiden.

WER

Die Qualität des Diagnoseprozesses hängt immer von der Professionalität und Unbefangenheit der diagnostizierenden Person ab. Mädchen werden nachweislich seltener als Jungen aufgrund von ADHS-Symptomatiken identifiziert und diagnostiziert. Dies hängt zum einen mit dem „Gender Bias", also der Vorurteils- oder Voreingenommenheitsneigung gegenüber einer bestimmten Geschlechtergruppe zusammen.

In der Vergangenheit wurden bei der Betrachtung von ADHS keine geschlechtsspezifischen Unterschiede berücksichtigt. Das lag daran, dass in den Studien nicht genug Mädchen untersucht wurden. Außerdem wurden oft subjektive Bewertungen (überwiegend von Männern) verwendet, auf denen die Diagnosekriterien und Einschätzungen beruhten. Auch in Deutschland gibt es eine hohe Dunkelziffer an psychiatrischem und medizinischem Fachpersonal, die ADHS nur aufgrund der Stereotypen kennen und dementsprechend diagnostizieren oder nicht diagnostizieren.

WIE

Die Diagnose von psychischen Erkrankungen, aber auch angeborenen Neurodivergenzen wie ADHS ist keine Wissenschaft. Im Gegensatz zu medizinischen Testungen, anhand derer man durch Bluttests, einem MRT oder anderen physiologischen Markern eine konkrete Diagnose stellen kann, basiert eine psychiatrische Diagnose auf der Einschätzung der Fachperson. Und wie ich bereits beim „Wer" erläutert habe, hat das einen entscheidenden Einfluss auf den Ausgang der Diagnostik.

ADHS wird meist durch Fragebögen und Interviews diagnostiziert und kann sehr fehleranfällig sein.

WO

Auch der Ort ist hierbei zu beachten. Eine Diagnostik könnte anders ausfallen, wenn die Umweltbedingungen, also der Ort den Bedürfnissen eines Menschen mit ADHS-Gehirn zuträglich ist. Nehmen wir an, jemand, der tatsächlich ADHS-neurodivergent ist, wird mit einem computergestützten Konzentrationstest geprüft. Ist die Umgebung so gestaltet, dass sich die Person gut auf die vor ihr liegende Aufgabe konzentrieren kann (z. B. weil sie den Wettbewerbs- oder Spieltrieb beim ADHS-Gehirn weckt), könnte es sein, dass die Testung so ausfällt, dass es keine Hinweise auf Konzentrationsschwierigkeiten gibt. Das sieht aber ganz anders aus, wenn die Testung in einem Raum einer Klinik durchgeführt wird, in der andere Patient:innen durch die Gänge wandern. Die äußeren Reize führen dazu, dass das Stresslevel steigt, die Konzentration sinkt und der Test das beweist, was er beweisen soll – dass die Person Konzentrationsdefizite hat.

Zuletzt ist noch wichtig zu erwähnen, dass Geld bei der Einschätzung, ob ADHS eine Behinderung oder eine Superkraft ist, einen großen Einfluss hat. Mehr dazu findet ihr im Kapitel 5 „Was hat ADHS mit Geld zu tun?". Weitere Informationen zu den ADHS-spezifischen Stärken findet ihr im Kapitel 7.

MYTHEN, KRITIK & SELBSTDIAGNOSE HYPE

Wie bei vielen komplexen Dingen in unserer Welt gibt es auch bei ADHS eine Reihe an falschen Vorstellungen und Mythen. Diese halten sich seit Jahrzehnten und werden leider auch immer noch von psychiatrischen Fachkräften weitergegeben. Um die Ursache dieser Mythen besser zu verstehen, müssen wir erst mal die Dreifaltigkeit der Psychologie und Medizin begreifen, bzw. den bio-psycho-sozialen Ansatz.

Dieser Ansatz besagt, dass die Gesundheit eines Menschen nicht nur körperlich bedingt ist, sondern auf drei grundlegenden Faktoren beruht, und zwar biologischen, psychologischen und gesellschaftlich-kulturellen Einflüssen. Was ist das im Detail und wie können wir diesen zur Erklärung von ADHS heranziehen?

BIOLOGISCHE EINFLÜSSE:

- Gene des Menschen und der Eltern
- pränatale Umwelt (vor der Geburt/im Mutterleib)
- geschlechtsspezifische Gene, Hormone und Physiologie

PSYCHOLOGISCHE EINFLÜSSE:

- Wechselspiel zwischen eigenem Temperament & Umwelt (andere Menschen & Interaktion)
- neurologische Auswirkungen früher Erfahrungen
- Prägung (Überzeugungen, Erwartungen und Werte)

SOZIOKULTURELLE EINFLÜSSE:

- kulturelle Prägung
- Erziehung & Einfluss der Eltern oder erziehenden Erwachsenen (Erzieher:innen, Lehrkräfte, etc.)
- Einfluss von Gleichaltrigen (in Kindergarten, Schule)

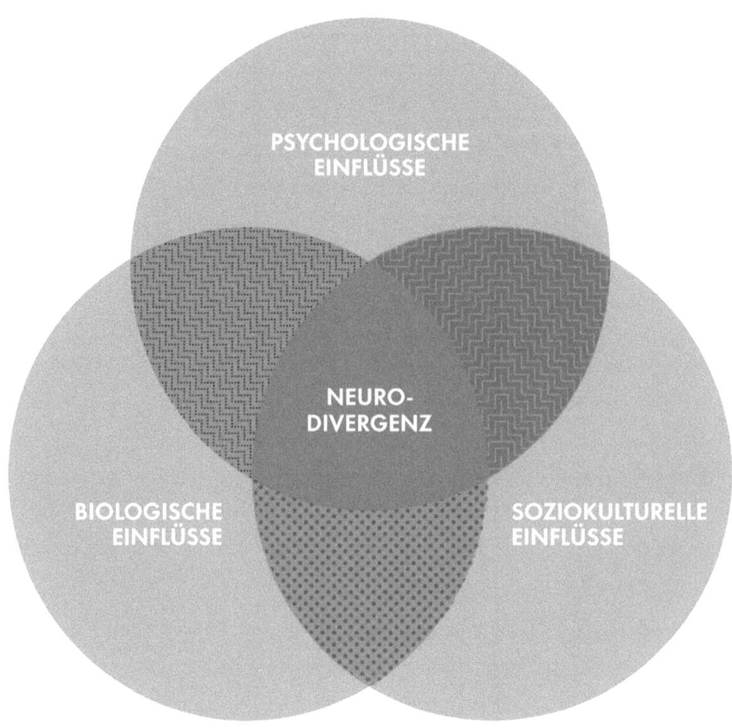

Abbildung 5: Bio-Psycho-Sozialer Ansatz zu Erklärung verschiedener Zusammenhänge der menschlichen Entwicklung

Ein Mensch kommt also mit einer Prädisposition, also einer speziellen Veranlagung auf die Welt. Diese ist zum Teil durch die Gene bestimmt. Das Umfeld, in der die Person aufwächst, hat einen entscheidenden Einfluss auf das Erwachsenenleben. Das Denken, Fühlen, Verhalten sowie die Kommunikation und Wahrnehmung hängen vom Bindungsstil sowie von der Kultur ab, in der ein Mensch aufwächst. Der Bindungsstil ist eine psychologische Theorie, die beschreibt, wie Menschen in Beziehungen mit anderen interagieren und wie sie emotionale Nähe und Distanz regulieren. Dieser wird maßgeblich durch die Bezugsperson oder -personen geprägt.

„ADHS WÄCHST SICH AUS"

Wie bereits im 1. Kapitel kurz angerissen, wächst sich ADHS nicht aus, sondern verändert sich in der Hyperaktivität, dass es von außen nicht mehr sichtbar ist. Das ist jedoch so nicht ganz richtig.

Erstens muss man wissen, dass sich das Gehirn im Laufe des Lebens verändert und auch im Alter noch plastisch ist, also neue Dinge erlernen kann. Durch kontinuierliche Konfrontation mit den Widrigkeiten des Lebens bleibt uns ja im Laufe des Erwachsenwerdens nichts anderes übrig, als zu lernen, mit unseren Herausforderungen umzugehen. Laut einer Hochrechnung von Dr. Michael Jellinek bekommen Kinder mit ADHS bis zum Alter von zehn Jahren bis zu 20.000 korrigierende oder negative Rückmeldungen in der Schule. Und hierbei sind die ärgerlichen Bemerkungen von anderen Eltern und Erzieher:innen noch nicht mit eingerechnet. „Kippel nicht", „Du sollst nicht aus dem Fenster schauen, sondern aufmerksam sein", „Sei doch mal ruhig", „Spiel nicht immer (an deinen Haaren) herum".

Mit dieser Flut an Kritik muss ein Kind mit einem ADHS-Gehirn oft allein zurechtkommen. Die Eltern dieser Kinder, die das Verhalten von sich kennen (und unerkannt selbst betroffen sind), wissen, dass manche Verhaltensweisen gesellschaftlich nicht akzeptabel sind. Sie haben in ihrer Kindheit vielleicht auch diese Erfahrungen gemacht und möchten das Kind nur schützen. Leider sind auch die neusten Erkenntnisse über Kindererziehung und wie ein kindliches Gehirn „tickt" noch nicht in alle sozialen Schichten gedrungen. Es gibt auch heutzutage immer noch Eltern, die mit scharfer Kritik und harten Bestrafungen versuchen, ihre Kinder „auf den rechten Weg zu bringen." Die Welt hat sich in den letzten Jahrzehnten so rasant verändert, dass bereits junge Menschen überfordert sind. Wenn nun noch Eltern merken, dass ihre Kinder negativ auffallen und es womöglich später im Leben schwer haben, beginnen sie das Verhalten ihrer Kinder erzieherisch zu manipulieren.

Aufgrund unserer Kultur und des jahrzehntelangen Trends einer autoritären Erziehung möchten sie das nun auch so an ihre Sprösslinge weitergeben, denn was ihnen nicht geschadet hat, kann ja nur gut sein, richtig? Falsch. Ich möchte mich hierbei nicht im Thema der Erziehungsstile verlieren, aber dieser hat einen immensen Einfluss, wie wir als Erwachsene die Welt wahrnehmen und begreifen.

Aber was passiert denn nun wirklich, wenn sich ADHS doch nicht auswächst? Die Hyperaktivität, die jahrzehntelang, wenn nicht sogar jahrhundertelang ein stereotypes Hauptmerkmal von ADHS war, zeigt sich im Erwachsenenalter anders. Natürlich springen Erwachsene nicht über Tische und Bänke oder klettern jeden dritten Baum hoch. Im Laufe des Lebens lernen wir, Impulse zu unterdrücken. Meistens „hilft" uns hierbei eine starke Angst vor Ablehnung, Kritik und Ausgrenzung (lest dazu im Kapitel „ADHS von A-Z" den Beitrag zur AKD/RSD). Auch lernen wir, die Hyperaktivität anders zu kompensieren. Diese ist dann zwar äußerlich nicht mehr so sichtbar, tobt aber innerlich umso schlimmer. Die Hyperaktivität wird im Erwachsenenalter dann durch Alkohol oder auch andere Drogen wie Marihuana selbst „behandelt".

Aber gehen wir mal von der Hyperaktivität weg. Stellen wir uns folgendes Szenario vor: Marie ist 20 und wurde in der Kindheit mit der hypoaktiven Form, also „ADS" diagnostiziert. Als Kind hat sie ein paar Jahre ein Medikament bekommen, aber die Eltern haben irgendwann entschieden, es abzusetzen. Das hat auch funktioniert und sie hat ja mit etwas Unterstützung und Nachhilfe ihr Abitur geschafft. Marie wächst in dem Gedanken auf, dass dieses „ADS" ja nur eine Kinderkrankheit ist. Das bedeutet, irgendwann wird sich die Unaufmerksamkeit, Ablenkbarkeit, Schusseligkeit und Desorganisation schlagartig bessern. Immerhin hat das ihr Arzt gesagt und auch ihre Eltern haben es ihr mehrmals versichert. Als Teenager ist sie zuversichtlich, dass alles irgendwann mal leichter wird. Im Studium merkt sie dann, dass das aber nicht so ist. Es wird sogar noch schwerer, jetzt, wo sie selbst so viel für sich organisieren muss. Sie fühlt sich betrogen. War es eine Lüge, dass sich ADS auswächst? Aber warum sollte sie der Arzt anlügen? Oder ihre Eltern? Über ein paar Semester versucht sie, es sich nicht anmerken zu lassen. Sie holt sich Tipps von ihren Freund:innen. Sie arbeitet mehr und länger als ihre Kommiliton:innen, weil sie sich so oft nicht konzentrieren kann. Sie liest Paragrafen in einem Buch zweimal, dreimal, viermal. Nichts bleibt hängen. Langsam schafft sie es auch nicht mehr, in der WG ihren Pflichten nachzukommen. Der Stress mit ihren Mitbewohnern setzt ihr zusätzlich zu. Aber sie ist doch nicht mehr „krank".

Sie ist jetzt erwachsen. Alles sollte leichter werden, richtig?! Und dann kommt der Super-GAU. Sie hat keine Kraft mehr. Sie schafft es nur mühsam aus dem Bett. Immer mehr Verpflichtungen bleiben auf der Strecke. Ihre neue Hausärztin diagnostiziert sie mit einer klinischen Depression und Angststörung.

Genau so geht es vielen, die diese positiv anmutende Prognose als Kind bekommen haben.

ADHS verabschiedet sich nicht einfach mit Eintritt in die Volljährigkeit. ADHS verschwindet nicht magischer Weise wie Cinderella, wenn die Uhr Mitternacht schlägt.

Diese undifferenzierte und unaufgeklärte Aussicht, die ADHS-Kinderärzte und -ärztinnen, Eltern und betroffenen Kindern höchstwahrscheinlich auch heute noch geben, grenzt an Grausamkeit. Da ADHS auch leider in Deutschland oft noch als „Kinderkrankheit" bekannt ist und der Großteil der pädiatrischen Fachkräfte sich auch nur auf diesem Gebiet weiterbildet, wird es noch dauern, bis sie betroffene Eltern, Kinder und Jugendliche umfassend aufklären können.

Ein weiterer Grund, warum sich der Mythos so hartnäckig hält, ist, weil Menschen selten bemerken, dass sie im Laufe ihres Lebens Bewältigungsstrategien entwickelt haben, um ihre ADHS-Herausforderungen zu kompensieren. Coping wird nach dem Gabler Wirtschaftslexikon als „Handlung einer Person, die darauf abzielt, eine belastende Situation zu bewältigen", definiert. Da man sich normalerweise nicht darüber unterhält, wie schwierig es ist, regelmäßig Zähne zu putzen oder sich kleine Notlügen ausdenkt, um von ADHS-typischen Herausforderungen im Alltag abzulenken, fallen diese Verhaltensstrategien oft nicht auf. Vor allem spät-diagnostizierte Menschen mit ADHS-Gehirn sind im Prozess der Selbsterkenntnis und des Lernens über ADHS sehr oft überrascht, dass alltägliche Dinge anderen so leichtfallen. Andere müssen im wahrsten Sinne des Wortes nicht darüber nachdenken, wie ihre Morgenroutine abläuft. Manchen ADHS-neurodivergenten Menschen kann diese Alltagsaufgabe oft schon mentale Ressourcen kosten.

ERGO – ADHS wächst sich nicht aus.

- Kernmerkmal Hyperaktivität zeigt sich anders bei Erwachsenen (z. B. mentale Hyperaktivität)
- Betroffene lernen im Laufe des Lebens Bewältigungsstrategien
- Kinderärzte und -ärztinnen behandeln Kinder und nicht Erwachsene + Kinder werden irgendwann Erwachsene

„ADHS GIBT ES NICHT, MANCHE MENSCHEN WOLLEN NUR EINE AUSREDE, WEIL SIE FAUL SIND"

„Du hast so viel Potenzial. Wenn du dich mehr anstrengen würdest, könntest du alles schaffen." – So oder so ähnlich reagieren Eltern und Lehrkräfte auf Kinder mit ADHS-Gehirn.

Wir wissen, wir sind nicht dumm. Wir strengen uns an. Wir gehen ständig über unsere Grenzen, um die Dinge genauso hinzubekommen wie alle anderen. Das Problem ist, dass das weder von außen gesehen wird noch, dass es uns jemand glaubt, vor allem in der Kindheit. Irgendwann kommt dann der Punkt, an dem wir aus Verzweiflung fragend herausschreien wollen, was wir denn noch machen müssen oder warum es allen anderen so leichtfällt, nur uns nicht.

Wie ihr bereits im Kapitel über ADHS gelernt habt, ziehen sich die Schlussfolgerungen der damaligen (Kinder-)Ärzte und somit auch falschen Bilder von ADHS bis ins 21. Jahrhundert. Wenn wir uns das mal eine Sekunde durch den Kopf gehen lassen, merken wir, wie absurd das ist. Die Mythen über das, was ADHS ist, was es auslöst und was die Ursachen sind, halten sich nunmehr mehrere hundert Jahre. Damals, als die Wissenschaft über den Menschen und die Neurologie noch in den Kinderschuhen steckte, postulierten die Fachspezialisten, dass diese Kinder, deren Verhalten von Unaufmerksamkeit, Hyperaktivität und Impulsivität geprägt waren, eine verminderte Willenskraft und moralischen Defekt haben. Der Fakt, dass sich dieses Bild hartnäckig hält, ist sowohl traurig als auch spannend in Anbetracht der Entwicklung Menschheitsgeschichte. Allerdings ist das nicht verwunderlich, wenn wir es mit den hitzigen Debatten über Gleichberechtigung, Rassismus, Homophobie und Transphobie vergleichen.

Aber was ist eigentlich Faulheit? Jeder und jede von uns wurde sicherlich schon mal von irgendjemandem als „faul" bezeichnet. Faulheit ist im Grunde nur ein Fehlen von Motivation. Und was ist das? Die Ursache von fehlender Motivation ist ein Defizit von Dopamin, dem Motivationshormon. Das Konzept der Faulheit ist ziemlich faszinierend, wenn man einmal beginnt, sich damit zu beschäftigen. Wo kommt „Faulheit" her? Wer hat sie erfunden? Wieso fühlen sich die meisten so schlecht und bekommen sogar Angstzustände, wenn sie faul genannt werden?

Faulheit ist ein menschengemachtes Konzept, um Personen emotional zur Fügsamkeit und Produktivität zu manipulieren.

„Die Faulen" sind diejenigen, die mit ihrer Arbeitskraft nicht der Allgemeinheit zuträglich sind, was zu kritisieren ist.

Schon als Kinder lernen wir, dass Faulheit etwas Schlechtes ist und wir damit beschämt werden, wenn wir nicht das tun, was andere von uns erwarten. Das Konzept hat eine lange Tradition, beginnend mit der Bibel und Gottes Strafe für Adam und Eva. Diese sollten sich nach der Vertreibung aus dem Paradies die Erlösung Gottes hart erarbeiten. Faulheit oder auch Trägheit war neben Hochmut, Neid, Zorn, Habgier, Völlerei und Wollust eine der sieben Todsünden. Auch im Mittelalter galt der arbeitsscheue Müßiggang als sündhaft und wurde in grotesken Erzählungen mahnend weitergegeben. Diese Geschichten handelten von Menschen, die so faul waren, dass sich Mäuse bis in deren Köpfe fraßen oder von „Faulpelzen", die sogar zu faul waren, drohende tödliche Gefahren abzuschütteln. Faulheit wurde zur „Einstiegsdroge" für die anderen Todsünden stilisiert. Wer keine Selbstdisziplin hatte, war auch nicht weit davon entfernt, den anderen Todsünden zu erliegen. Über die Jahrhunderte entwickelte sich die Todsünde über die Tugend zur Charaktereigenschaft. Das Verlangen, Faulheit zu tadeln und zu bestrafen, ist auch heute noch stark ausgeprägt. 1998 veröffentlichte Georg Franck ein Buch zum Thema der Aufmerksamkeitsökonomie. Aufmerksamkeit ist neben Geld eine knappe Ressource. Aufmerksamkeit, oder besser gesagt Anerkennung, ist eines der psychischen Grundbedürfnisse des Menschen. Das könnte bei der Beobachtung von Personen, die sich kritisch über ADHS oder ADHS-neurodivergente Menschen äußern, ein faszinierender Punkt sein.

Wenn also jemand abwertend sagt, „die, die von sich behaupten, dass sie ADHS hätten, sind nur faul", könnte das im Grunde nur ein Zeichen der Angst des Verlustes und der Ressourcenverschiebung sein.

Theoretisches Beispiel: Nehmen wir mal an, dass Kristin den Anforderungen in ihrem Job nicht mehr gerecht wird. Nach einem Spießrutenlauf durch diverse medizinische und psychiatrische Praxen wird ihr ADHS im Erwachsenenalter diagnostiziert. Kristins Führungskraft passt das Aufgabenfeld an und delegiert Aufgaben, die ihr schwerfallen, in Absprache an das Team. Nun könnte sich unter den Teammitgliedern jemand befinden, nennen wir ihn Mirko, der ADHS für eine Erfindung oder Lüge hält – eben eine Ausrede für faule Leute. Was passiert jetzt?

Mirko merkt, dass seine Führungskraft plötzlich mehr Zeit (Aufmerksamkeit) für Kristin aufwendet. Immerhin ist es wichtig, ADHS-bedürfnisgerechte Anpassungen vorzunehmen, damit Kristin gesund und motiviert bleibt und nicht wieder durch Burn-out oder Depression längerfristig ausfällt. Es ist etwas sehr Privates, weswegen weder Kristin noch die Führungskraft im Teammeeting über psychische Erkrankungen oder Kristins ADHS-Diagnose sprechen. Mirko geht Tag für Tag frustriert nach Hause, da er nun nicht nur Aufgaben von Kristin übernehmen muss, die ihm selbst keinen Spaß machen, sondern er fühlt sich zudem auch vernachlässigt.

Aber nicht nur im Beruf sind die Menschen, die ADHS als Faulheit interpretieren. Auch in der Schule oder sogar noch früher im Kindergarten und der Grundschule gibt es Menschen, die die Exekutivdysfunktion mit Faulheit, fehlender Disziplin und einem schlechten Charakter gleichsetzen. Am schmerzlichsten ist, wenn ADHS-neurodivergente Menschen einer therapeutischen Fachkraft gegenübersitzen, die auch in diese Kerbe schlägt. Es gibt leider immer noch therapierende Fachpersonen, die bei Umsetzungsschwierigkeiten von Therapieaufgaben Faulheit oder noch schlimmer Ungehorsam attestieren. Das kann für die ADHS-Patientin zu einer Re-Traumatisierung führen und den Heilungsprozess verzögern.

Und was ist es dann, wenn ADHS-neurodivergente Menschen nicht faul sind? Sie haben, aufgrund des Dopamindefizits, Schwierigkeiten, Aufgaben zu erledigen, die kein bis wenig Dopamin für sie produzieren. Dies kann sogar so weit gehen, dass die Betroffenen, beim Ausführen der Aufgaben, einen mentalen Schmerz verspüren. Klingt komisch, ist aber so.

Dies sind die Probleme mit den Exekutivfunktionen, die maßgeblich an Umsetzung und planvollem Handeln beteiligt sind. Lest mehr über die Exekutivfunktionen und ihre Dysfunktion im Kapitel „ADHS A-Z".

ERGO –

- Faulheit ist menschengemacht und die Beschämung damit wurde quasi mit der Bibel erfunden.
- Nicht-Betroffene haben Angst, mehr von den ADHS-Betroffenen übernehmen zu müssen (mehr Arbeit).
- Nicht-Betroffene haben Angst, selbst weniger beachtet zu werden (Aufmerksamkeitsverlust).
- ADHS-Neurodivergente funktionieren anders & haben eine unsichtbare Behinderung (Probleme mit den Exekutivfunktionen).

„ADHS HABEN NUR JUNGS"

2023 haben noch sehr viele Menschen, auch global gesehen, den Eindruck, dass ADHS nur bei Kindern und vor allem nur bei Jungs auftreten kann. Das rührt daher, dass sich die medizinischen und psychiatrischen Beobachtungen der letzten 300 Jahre speziell auf männliche Kinder fokussiert haben. Lange galt die Hyperaktivität als Hauptmerkmal, was bei Jungs häufiger auftreten kann als bei Mädchen.

Die neusten Forschungen haben jedoch ergeben, dass Mädchen oft unerkannt bleiben, da sich die Neurodivergenz in ihrem Verhalten anders zeigt. Dadurch werden sie nicht nur von Eltern, Erzieher:innen und Lehrkräften nicht erkannt, sondern oft auch nicht von medizinischem und psychologischem Fachpersonal.

Der exponentielle Anstieg der Forschung bezüglich „Frauen mit ADHS" ist beispielsweise anhand der Suchergebnisse in der Datenbank von PubMed zu sehen.

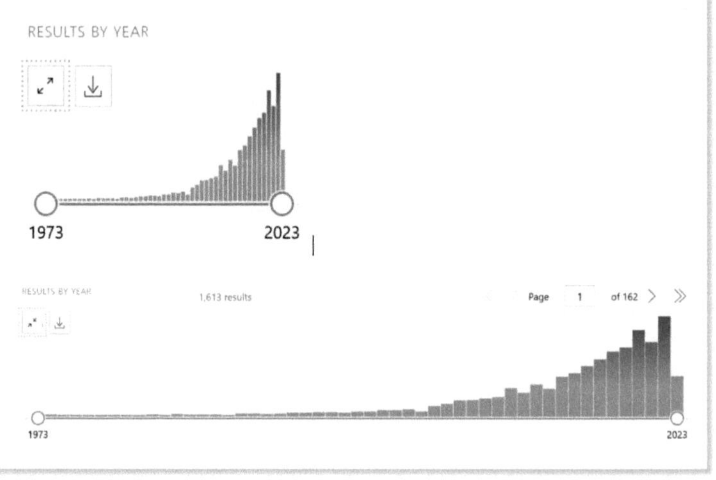

Abbildung 6: Suchergebnisse von „ADHS in Women" von 1973 bis 2023 auf PubMed (22.05.2023)

PubMed ist eine Online-Datenbank, die von der US National Library of Medicine (NLM) betrieben wird. Die Datenbank enthält mehr als 30 Millionen wissenschaftliche Artikel, die aus einer Vielzahl von Disziplinen stammen. Diese sind Medizin, Biologie, Pharmakologie, Toxikologie, Gesundheitswissenschaften und vielen andere. Die Grafik zeigt den exponentiellen Anstieg der Forschung bezüglich Frauen und ADHS. Monatlich kommen Hunderte neue Studienergebnisse dazu. Erst seit den 2000er-Jahren nahm die Forschung zu. Von 2004 bis 2012/13 wurden zwischen 20 und 69 Studien im Jahr auf der Plattform veröffentlicht. Seit 2014 ist der Trend steigend. Die Lücke 2021 ist durch die Corona-Pandemie bedingt worden. 2022 waren es bereits 221 Studien.

Die Gesellschaft und Kultur haben einen großen Einfluss darauf, ob und wie ADHS bei Mädchen und Frauen (an-)erkannt und diagnostiziert wird. Eine Ursache hierbei ist die stereotype Vorstellung bezüglich ADHS, die sich immer noch durch alle Gesellschaftsschichten zieht. Wenn Jungs aufgeweckt, impulsiv und vielleicht auch etwas quirliger sind als andere Kinder, wird ihr Verhalten leicht pathologisiert und schnell ADHS vermutet. Wenn Mädchen träumerisch, schüchtern und gedankenverloren sind, ist es normal und wird das als „typisch Mädchen“ eingeordnet. Außerdem werden Mädchen, sollten sie doch Merkmale von hyperaktiven Verhaltensweisen zeigen, eher kritisiert und beschämt als Jungs. Dann kommentieren Erwachsene das Verhalten oft mit Aussagen wie, „So was machen Mädchen nicht“, „Benimm dich mal wie ein Mädchen“, „Mach das nicht, du möchtest doch eine feine Dame werden“. Somit „erziehen“ auch andere Mitmenschen unbewusst Mädchen und Frauen. Der Anspruch, dass sie sich an ihre Mitmenschen anpassen, ist größer als bei Jungs. Die Erwartung, dass Mädchen ruhig und gefällig sein sollen, wird bis heute reproduziert, auch wenn sie sich durch Feminismusaufklärung langsam ändert.

Wie ihr in der Grafik seht, steigt die Forschung über ADHS bei Frauen erst seit knapp 20 Jahren signifikant. Bis diese Erkenntnisse in die Mitte der Gesellschaft dringen, dauert es einige Jahre bis Jahrzehnte. Bereits jetzt zeichnet sich immer mehr ab, dass die Ausprägung von ADHS bei Mädchen und Frauen sich oft von der bei Jungen und Männern unterscheidet. Viele Frauen identifizieren sich daher eher als „hochsensibel“, anstatt an ADHS zu denken. Introversion und zurückhaltendes Verhalten wird nicht stereotyp mit ADHS in Verbindung gebracht. Lest mehr über Hochsensibilität und den Überschneidungen zu ADHS im Kapitel 4.

„JEDER IST EIN BISSCHEN ADHS“

Wenn Betroffene von ihren ADHS-spezifischen Herausforderungen sprechen, können auch neurotypische Menschen den Eindruck bekommen, dass sie diese selbst sehr gut kennen. Diese Neigung von Menschen, allgemeingültige und vage Aussagen auf sich zu beziehen und als sehr treffend zu akzeptieren, ist eine mentale Abkürzung und heißt in der Psychologie „Barnum Effekt“.

Eine der schlimmsten Reaktionen, wenn eine Person sich „outet“ und sagt, dass sie ADHS hat, sind Sätze wie: „Das hat doch jeder, ich vergesse auch oft etwas“ oder „Heutzutage hat doch jeder ADHS“.

Solche Kommentare sind sehr schmerzhaft, weil sie das Leiden von ADHS-Neurodivergenten bagatellisieren. Menschen mit ADHS-Gehirn sind durch zu viel äußeren Stress nicht „mal“ vergesslich oder „mal“ impulsiv, sondern ständig. Auch der Satz „Also ich denke nicht, dass du ADHS hast, du bist doch ganz normal" relativiert die Herausforderungen, die wir in so vielen Lebensbereichen tagtäglich erleben. Damit werden die Unterschiede von neurodivergenten und neurotypischen Menschen verharmlost, was einen schädlichen Einfluss auf die mentale Gesundheit und den Selbstwert von neurodivergenten Menschen hat. Das natürliche Verhalten zu unterdrücken oder zu maskieren, um „normal" zu wirken, benötigt einen erheblichen Energieaufwand.

Die Wahrheit ist, dass jeder Mensch zu gewissen Teilen die Symptome von ADHS nachempfinden kann, da unser menschliches Nervensystem mit den Neurotransmittern Dopamin, Oxytocin, Serotonin, Endorphin und Noradrenalin arbeitet (DOSEN). Bei ADHS-neurodivergenten Menschen ist es jedoch beim Neurotransmitter Dopamin etwas anders. Die Intensität und Regelmäßigkeit, mit denen ADHS-Gehirn-Besitzer mit Herausforderungen konfrontiert sind, sind um ein Vielfaches höher als bei neurotypischen Menschen. Daher kommen dann auch solche Aussagen wie „ADHS gibt es nicht, das ist alles ganz normal. Die wollen nur eine Ausrede für ihre Faulheit." oder „Ich war als Kind auch ziemlich wild und führe jetzt ein ganz normales Leben. Man muss sich einfach nur mal ein bisschen mehr anstrengen!"

Jeder Mensch kann situativ einen übermäßigen Energieschub verspüren und hyperaktiv wirken. Aber nicht alle haben das tagtäglich und fühlen sich danach ausgelaugt und erschöpft. Jeder Mensch ist von Zeit zu Zeit abgelenkt. Jede Person kann sich mal nicht so gut konzentrieren, wenn sie gestresst ist. Aber nicht alle entwickeln dadurch einen Selbsthass, weil es ständig passiert. Nicht alle sind nicht übermäßig frustriert und hoffnungslos, weil sie sich schon so sehr anstrengen und die 110 % immer noch nicht ausreichen. Nicht alle entwickeln dadurch nicht eine Angststörung oder Depression, weil sie versuchen, alles so wie die anderen auf die Reihe zu bekommen, es aber nie gut genug ist und nur für ein „ungenügend" reicht. Nicht alle bekommen durch die jahrelangen schmerzhaften Erfahrungen Suizidgedanken, weil sie täglich das Gefühl haben, als Mensch zu versagen.

Nein, nicht „jeder ist ein wenig ADHS". Nein, nicht jeder hat einen Neurotyp, der uns in unserer derzeitigen Gesellschaft als moralisches und persönliches Versagen ausgelegt wird.

„DU KANNST KEIN ADHS HABEN, WENN DU GUTE NOTEN HAST"

Bei der Diagnostik im Erwachsenenalter werden meist die Zeugnisse aus der Grundschule mit einbezogen. Diagnostizierende Fachkräfte suchen hierbei nach Anzeichen, welche ADHS-typisches Verhalten bereits in der Kindheit beschreiben. Einschätzungen der Lehrkräfte könnten dann lauten: „Lenkt die anderen Kinder oft ab" oder „Sollte sich mehr bemühen, dem Unterricht zu folgen, anstatt aus dem Fenster zu schauen." Die Grundschulzeugnisse sollten bei der Diagnostik jedoch kein übermäßiges Gewicht bekommen, da wir bereits sehr früh und schnell unser Verhalten, welches kritisiert wird, „maskieren" (siehe Beitrag „Masking" im Kapitel „ADHS A-Z"). Viele ADHS-neurodivergente Menschen sind ausgezeichnet im Beobachten. Eine hohe Intelligenz trägt dazu bei, zu lernen, das Verhalten schnell anzupassen. Außerdem wird das Merkmal völlig außer Acht gelassen, dass wir Menschen mit ADHS-Gehirn generell sehr gern Neues lernen. So kann es also vorkommen, dass viele von uns, besonders Frauen und diejenigen mit der hypoaktiven Ausprägung in der Grundschule nicht gerade auffällig sind.

Auch in der späteren schulischen oder akademischen Karriere könnte sich durch die Noten nicht abzeichnen, was viele als „typisch ADHS" sehen – also wiederholte Klassen, abgebrochene Ausbildungen, mehrmaliger Wechsel des Studiengangs und vieles mehr. Es wird verständlicherweise nach Problemen und Defiziten geschaut. Jedoch wird das oft zu einseitig betrachtet. Es gibt sicherlich eine hohe Dunkelziffer an ADHS-neurodivergenten Menschen, die schon mehrere Phasen von Burn-outs hatten. In seltenen Fällen wird auch in der Diagnostik hinter die Fassade geschaut. Es wird selten erfragt, wie hoch der Aufwand war, das alles so hinzubekommen. Außerdem ist auch das Klischee, dass ADHS mit einer eher geringen Intelligenz verbunden ist, in den Köpfen von Psychologenen und

Psychologinnen und Begutachter:innen. Dies kann dazu führen, dass diejenigen, die tatsächlich ADHS-neurodivergent sind, übersehen oder nicht diagnostiziert werden.

ADHS DURCH SCHLECHTE ERZIEHUNG

Noch heute hält sich der Irrglaube, dass ADHS-typisches Verhalten durch „schlechte" Erziehung ausgelöst wird. Wie wir im Kapitel über die Geschichte von ADHS gelernt haben, brachten einige Psychiater der letzten paar Hundert Jahre das unangepasste Verhalten hyperaktiver Kinder mit dem sozialen Stand der Eltern in Verbindung. Immer mehr Wissenschaftler:innen untersuchen die Zusammenhänge zwischen dem sozio-ökonomischen Status von Eltern, der ADHS-Diagnose ihrer Kinder sowie dem langfristigen Einfluss auf das Leben Betroffener. Den Zusammenhang würden einige sicher mit dem Henne-Ei-Paradoxon vergleichen. Was war zuerst da? Wird ein Kind mit einem ADHS-Gehirn geboren oder entsteht ADHS erst durch die Umwelt, also die Eltern und ihre Erziehung?

Der renommierte Arzt, Autor und Vortragsredner Dr. Gabor Maté ist auf die Behandlung von ADHS, Stress und Suchtkrankheiten spezialisiert. In seinem Buch „Unruhe im Kopf" bringt er ADHS mit Stress, Trauma und negativen Erfahrungen in der Kindheit in Zusammenhang. Er selbst wurde im Erwachsenenalter mit ADHS diagnostiziert. Seine Kinder erhielten die Diagnose bereits im Kindesalter. Er argumentiert, dass die Entstehung von ADHS ein Zusammenspiel von den eingangs genannten Faktoren ist: biologische, psychologische und kulturelle Einflüsse. In mehreren Anekdoten berichtet er, dass sein Verhalten als unerkannt ADHS-neurodivergenter Vater dazu beigetragen haben könnte, dass seine Kinder auch die ADHS-Diagnose bekamen. Dr. Gabor schreibt, dass er es bereut, seinen Kindern nicht die achtsame, sichere und verlässliche elterliche Präsenz zeigen konnte. Gleichzeitig möchte er sich weder als der Bösewicht darstellen, noch andere Eltern verurteilen. Er möchte mit seiner eigenen Geschichte dazu beitragen, dass Menschen sich von Schuldzuweisungen abwenden und stattdessen Verständnis und Lösungsorientierung fördern.

Der Mythos, dass „schlechte Erziehung für ADHS verantwortlich ist", beeinflusst einzelne Personen und die Gesellschaft auf mehreren Leveln. Eltern, deren Kinder mit ADHS diagnostiziert werden, werden stigmatisiert und diskriminiert. Ihnen wird automatisch vorgehalten, ihre Kinder „nicht im Griff" zu haben oder in ihrer Rolle als Erziehungsberechtigte zu versagen. Nicht-betroffene Kinder und Jugendliche, die diese Fehlannahme übernehmen, könnten damit ADHS-neurodivergente Kinder mobben. Andere Menschen bis hin zu Ärzten, Ärztinnen, Psychotherapeuten und Psychotherapeutinnen könnten diesen Glauben reproduzieren. Somit entstehen Mauern und Frust zwischen betroffenen Familien und ihrer Umwelt.

Außerdem ist das Vorurteil „ADHS kommt durch schlechte Erziehung" oberflächlich und viel zu kurz gedacht. Es ist für die meisten Menschen eine simple Rechtfertigung für einen komplexen Zusammenhang. Wie bei so vielen Vorurteilen gibt es eine leichte Erklärung für etwas, über das sich Menschen ansonsten keine Gedanken machen können oder wollen. Das ist teilweise nachvollziehbar, denn es gibt mentale Abkürzungen, die wir alle tagtäglich verwenden, um mit der Komplexität des Lebens umgehen zu können. Diese Abkürzungen heißen in der Psychologie „Heuristik". Menschen, die Aussagen tätigen, dass Kinder mit ADHS nur schlecht erzogen sind, sind nicht fähig oder gewillt, über den Tellerrand zu schauen. Sie sehen die vielen Variablen nicht, die zu einem bestimmten Verhalten eines Kindes führen. Welche Ressourcen haben die Eltern? Hier spielen Einkommen und berufliche Möglichkeiten eine Rolle:

- Kann sich die Familie eine große Wohnung mit einem eigenen Rückzugsort für jedes Mitglied leisten oder wohnt sie auf engem Raum?
- Hat die Familie Unterstützung durch Angehörige, wie zum Beispiel die Großeltern oder sind die Eltern auf sich allein gestellt?
- Haben die Eltern neben ihrem Job genügend Zeit, sich mit ihren Kindern zu beschäftigen und vielleicht auch selbst über ihre Erziehung zu reflektieren oder müssen sie in mehreren Jobs arbeiten, um über die Runden zu kommen?

Dieses Vorurteil sollte endlich als längst überholt gelten, denn es gibt so viele Erkenntnisse über die Ursache und das Vorkommen von ADHS. In-

dem diese der breiten Gesellschaft zugänglich und leicht verständlich gemacht werden, kann sich der Mythos vielleicht endlich auflösen.
Lest hierzu auch den Abschnitt „Was hat ADHS mit Geld zu tun?".

ADHS IST EINE ERFINDUNG DER PHARMAINDUSTRIE UND MODEDIAGNOSE

Seit den 90er-Jahren ist ADHS als „Modediagnose" in Verruf. Eine „Modediagnose" wird als breit gefasstes Krankheitsbild definiert. Je unschärfer die Symptombeschreibung, desto höher ist die Wahrscheinlichkeit, dass sich viele Menschen darin wiederfinden. Sie projizieren in dem Fall alltägliche Herausforderungen oder persönliche Merkmale auf die „Modekrankheit". Die mediale Aufmerksamkeit führt zusätzlich dazu, dass sich Informationen darüber verbreiten. Dieses Phänomen gab es schon etliche Male in der Geschichte der Psychiatrie. Da psychologische Diagnostik keine exakte Wissenschaft ist, ist die Bestimmung der Grenzen von Gesundheit und Krankheit eine nicht zu unterschätzende Herausforderung. Was hat denn aber unter anderem dazu geführt, dass ADHS seit den 90ern als Modediagnose galt und auch 2023 neue Aufmerksamkeit gewonnen hat? Und was hat die Pharmaindustrie damit zu tun?

Anfang der 90er-Jahre sollte das „Diagnostic and Statistical Manual of Mental Disorders" (DSM) überarbeitet werden. Dies ist das diagnostische Handbuch der „American Psychiatric Association" (APA), welches umfassende Listen von Kriterien und Diagnosen für psychische Störungen enthält und als Leitfaden für Fachleute im Bereich der Psychiatrie verwendet wird. Dazu wurde der renommierte Psychiater Dr. Allen Frances eingesetzt, der bereits am DMS-III mitgearbeitet hatte. Er war maßgeblich an der Gestaltung der vierten Ausgabe des DSM beteiligt. In seinem Bestseller „NORMAL: gegen die Inflation psychiatrischer Diagnosen" prangerte er die Entwicklung der Psychiatrie und die Verwässerung von psychischen Krankheitsbildern an. Die Intention des Arbeitskreises für das DSM-IV war, einen Wegweiser zu entwerfen und nicht einen Katalog „echter Krankheiten". Laut Dr. Frances hat die Pharmaindustrie leider gewaltige Gewinne durch die Definitionen des DSM-IV einfahren können. In Amerika ist die

Direktwerbung von Arzneimitteln erlaubt. Somit konnten Pharmabetriebe mit ihren irreführenden Print- und audio-visuellen Medien viele Menschen davon überzeugen, dass Alltagsprobleme in Wahrheit nicht erkannte psychiatrische Störungen sind. Als ihm und seinem Team dies klar wurde, erwägten sie unter anderem die Anhebung von diagnostischen Schwellen. Aufgrund bürokratischer Hürden ließen sie aber davon ab. In Retrospektive bedauert Dr. Frances, dass er nicht „mehr für die Rettung der Normalität getan" hat, um den Pharmaunternehmen etwas entgegenzusetzen. In seinem Buch geht er auch konkret auf die Neurodivergenzen ADHS und Autismus ein. Er beschreibt, dass in Bezug auf Kinder jede Form der Unterrichtsstörung pathologisiert würde und Eltern sowie Lehrkräfte sich dem Druck der Gesellschaft ausgesetzt sehen, unruhige Kinder zu bändigen. Nach Frances wird das, was früher als individuelle Charaktereigenschaft galt, heute als psychische Störung etikettiert. Nichtsdestotrotz stimmt er in einigen Fällen der Medikation zu, wenn die betroffenen Kinder damit die notwendige Unterstützung bekommen, um sich auch in der eigenen Haut wohler zu fühlen. Er kritisiert jedoch, dass zu wenig finanzielle Mittel zur Verfügung stehen, um Eltern, Ärzte, Ärztinnen und Lehrkräfte ausreichend aufzuklären und passende Behandlungsstrategien beizubringen. Die Medikation sollte der letzte Schritt sein, wenn die vorherigen Maßnahmen wie Psychoedukation, Verhaltens- und Psychotherapie nicht wirken. Dr. Frances war nicht der einzige Psychiater, der die übermäßige Diagnostik von ADHS kritisierte.

Der US-amerikanische Kinder- und Jugendpsychiater Leon Eisenberg gilt in einigen Kreisen als „Erfinder von ADHS". Er soll die Aussage getätigt haben, dass ADHS ein „Paradebeispiel für eine fabrizierte Erkrankung" ist. Diese wurde 2012 erstmals in einem Artikel des Medizinjournalisten Jörg Blech für den Spiegel gedruckt. In diversen Medien lässt sich auch die emotionale Geschichte finden, dass Eisenberg, „der Vater des ADHS", auf seinem Sterbebett gestanden haben soll, dass es ADHS gar nicht gäbe. Wie wir in der Geschichte von ADHS aber gesehen haben, gab es ADHS schon bevor sich Eisenberg im 20. Jahrhundert damit beschäftigt hat.

Nun ist es oft so, dass Menschen Informationen auf eine Weise interpretieren und erinnern, die ihrem Weltbild entspricht. Sie tendieren dazu, auch nur solche Informationen zu suchen, die ihre eigenen Überzeugungen und Vorurteile stützen. Ansonsten könnte es zu einer kognitiven Dissonanz kommen, bei der die Person mentalen Stress empfindet, wenn neue Daten ihre Annahmen über die Welt widerlegen könnten. Der Effekt der kognitiven Verzerrung nennt sich Bestätigungsheuristik. Sensationsheischende Artikel oder Überschriften bleiben auch besser im Gedächtnis hängen als langweilige Fakten. Somit wird der Mythos, dass ADHS eine Modediagnose und Erfindung der Pharmaindustrie ist, leider immer wieder reproduziert und ist schwer aus der Welt zu schaffen.

In den letzten 30 Jahren sorgen sich Psychiater:innen um das steigende Vorkommen von ADHS in der Bevölkerung. Obwohl die Wissenschaft schon Anfang der 90er-Jahre herausfand, dass sich ADHS nicht verwächst und auch Erwachsene ADHS haben können, lag der Fokus der letzten Jahrzehnte auf betroffenen Kindern. Im Hinblick auf die Werbebestimmungen in Amerika, verbunden mit dem global steigenden Leistungsdruck in unserer Gesellschaft sowie der Tendenz, dass Neuerungen aus den USA auch nach Europa kommen, liegt es nahe, dass die Pharmaindustrie einen entscheidenden Anteil an den steigenden ADHS-Diagnosen verdient. Das ist offensichtlich nicht abzustreiten. Leider verleitet dies auch dazu, den schnellen Rückschluss zu ziehen, dass Pharmaunternehmen alleinig dafür verantwortlich sind, dass es immer mehr Patienten und Patientinnen mit ADHS gibt. Hierbei sollten aber nicht Kausalität und Korrelation verwechselt werden. Nur weil die Pharmaindustrie immer größere Gewinne durch ADHS-Medikamente einfährt, bedeutet es nicht, dass sie der Ausschlaggeber für ADHS sind. Sie korrelieren miteinander, haben aber keinen Ursache-Wirkung-Zusammenhang. Nichtsdestotrotz ist es sehr spannend, wie US-amerikanische Trends nach Deutschland und Europa kommen und hier umgesetzt werden. In den USA können Pharmaunternehmen Direktwerbung für verschreibungspflichtige Medikamente betreiben, zum Beispiel durch Werbespots im Fernsehen. In Deutschland ist dies nicht möglich, jedoch könnte ein neuer Berufszweig Grauzonen ausnutzen, um ähnliche Werbemaßnahmen subtil an die Bevölkerung zu bringen. Dieser neue Beruf nennt sich „Medfluencer".

„Medfluencer" sind „Influencer", die neben ihrem Medizin-Studium edukative Inhalte für die sozialen Medien erstellen. Somit finanzieren sich die meisten ihre Studienzeit und können sich nebenbei ein zweites Standbein aufbauen. Für diese Sparte der Werbung und Kooperation gibt es sogar Agenturen, die die einflussreichen Medizinstudierenden vertreten. Die „Medfluencer" klären in ihren Videos und Posts nicht nur über Gesundheit und Geheimnisse ihres Faches auf, sondern bewerben auch Produkte. Meist handelt es sich bei den Produkten um Nahrungsergänzungsmittel, aber auch Schönheitsprodukte wie Cremes. Und hier mal ein kleiner Abstecher in das Influencermanagement und die Wirtschaftspsychologie: Influencer, die für Produkte werben, besitzen ein Portfolio, in dem Followerzahlen und Klickzahlen der Videobeiträge beziffert werden. Je mehr Follower Medfluencer haben, desto höhere Konditionen und Honorare können sie bei den Firmen abrufen, die sie für eine Kooperation buchen wollen. Mit viralen Videos bekommen sie mehr Reichweite und im Endergebnis wieder mehr Follower. Neben der Vermittlung von Firmen kann die Agentur auch dafür zuständig sein, zusätzlich Tipps für Social-Media-Kanäle zu geben, damit ihre Medfluencer viral gehen. Dabei müssen die Influencer nicht mal in ihrem eigenen Expertisefeld bleiben, sondern greifen natürlich auch aktuelle Trends auf. So lassen sich dann also auch Videos über ADHS finden, obwohl die angehenden Ärzte und Ärztinnen nicht mal ein psychiatrisches Fachgebiet studieren. Die neuen „Medfluencer" werden auch für Disease-Awareness Kampagnen gebucht. Das heißt, sie bekommen von Pharmaunternehmen Geld dafür, dass sie auf unterbehandelte Krankheitsbilder aufmerksam machen. Und hier gibt es die Grauzone. Die jungen und sympathischen angehenden Ärzt:innen machen nicht direkt Werbung, da dies nach dem Heilmittelwerbegesetz in Deutschland verboten ist. Sie können aber Menschen auf eine Krankheit bringen, welche diese vorher nicht auf dem Schirm hatten und somit ihre Follower in eine bestimmte Richtung beeinflussen, die den Pharmaherstellern letztendlich auch zugutekommt. In einem Interview hat sich der Chefarzt an der Schlosspark-Klinik in Berlin, Thomas Lempert kritisch ausgesprochen. Er mahnt, „Arzneimittel sind Risikotechnologien und kein Parfum". Doch fernab von diesen bezahlten Kampagnen können die medizinischen Fachkräfte in Ausbildung auch anderweitig Schaden anrichten, wenn sie „Clickbait Content" posten. Und so schließt sich der Kreis wieder zur Modediagnose. Auf der App TikTok gibt es diverse Trends, die den Barnum-Effekt nutzen, um viral zu gehen. In Videos, die nur wenige Sekunden oder Minuten dauern, werden fünf Merkmale von allen möglichen psychischen Erkrankungen genannt, bei denen sich die Zuschauenden eindeutig wiederfinden. Als Barnum-Effekt wird die Neigung von Menschen bezeichnet, allgemeingültige und vage Aussagen auf sich zu beziehen und als sehr treffend zu akzeptieren. Diese Vorgehensweise lässt sich bei Teenagern und fragwürdigen Influencern, die ansonsten Unterhaltungscontent generieren, noch belächeln, wird aber vor dem Hintergrund, dass sich angehende Ärzt:innen daran bedienen, zur Gefahr. Auch in Deutschland ist es schon vorgekommen, dass lustige und unterhaltsame Videos mit „ADHS-Tests" veröffentlicht und mehrere Millionen Mal angesehen wurden. Solche Videos befeuern weiterhin das gesellschaftliche Bild von ADHS à la „Jeder hat doch ein bisschen ADHS." und Stigmatisierung. Des Weiteren werden solche Tests mit dem Thema der „Selbstdiagnose" assoziiert. Die meisten Menschen in unserer Gesellschaft denken, dass eine Selbstdiagnose bei ADHS genau dasselbe ist, wie wenn man fünf Minuten googelt und dann denkt, man hätte Krebs. Dass eine „Selbstdiagnose" aber ganz anders abläuft und warum der Begriff auch nicht ganz korrekt ist, erkläre ich euch im Folgenden.

TIKTOK UND DER SELBSTDIAGNOSE-HYPE

Das Thema ADHS hat besonders seit Anfang 2022 neuen Aufschwung bekommen. Zeitungen, Podcasts und TV-Nachrichtensendungen befassen sich wieder intensiver damit. Im Fokus stehen hierbei aber nicht Kinder, sondern Erwachsene, die erst spät diagnostiziert wurden. Neben aufklärenden Berichten lassen sich jedoch auch Artikel großer Medienverlage und Videos von Meinungsinfluencer:innen finden, die von einem „ADHS-Hype" oder einer „Epidemie" sprechen. In einigen der Berichterstattungen wird das Gefühl vermittelt, dass sich bei vielen Erwachsenen eine Massenhysterie durch die App TikTok eingestellt hat. Meist werden hierzu auch Expert:innen aus Psychiatrie oder Neurologie interviewt. Die meisten Fachkräfte mit psychiatrischer Expertise verfügen jedoch oft nicht über das Verständnis und die Kenntnisse zu sozialen Medien wie TikTok. Die sozialpsychologischen Wechselwirkungen der Funktionsweise bestimmter Plattformen mit den herrschenden Umweltbedingungen bleiben ihnen häufig verborgen. Aufgrund dieses Mangels an Verständnis erscheint es der Gesellschaft auf den ersten Blick, als ob die Selbstidentifizierung mit ADHS lediglich eine „Modeerkrankung" sei, die durch soziale Ansteckung entstanden ist. In Wahrheit sind es aber der Algorithmus der innovativen App, die Funktionsweise von ADHS-Gehirnen sowie der Umstand der COVID-19-Pandemie der letzten zwei Jahre, die dazu geführt haben.

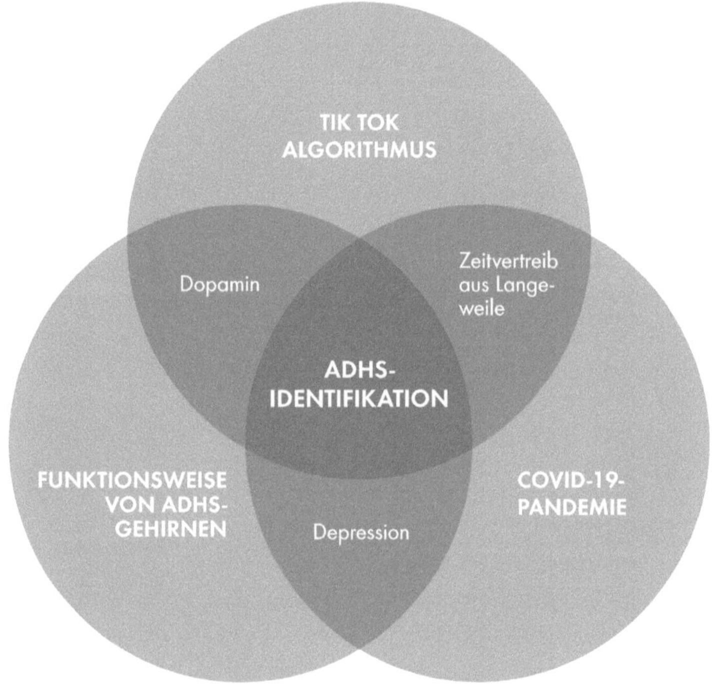

Abbildung 7: Zusammenhänge von TikTok, Covid-19 Pandemie und ADHS-Identifikation

Bestimmt wissen einige von euch in etwa, wie die Algorithmen in den sozialen Medien funktionieren. Wenn du mit bestimmten Inhalten, die dir vorgeschlagen werden, interagierst, bekommst du mehr von solchen Themen ausgespielt. Apps wie Facebook, YouTube, Instagram, aber auch TikTok haben im Grunde das Ziel, dich so lange wie möglich auf der Plattform zu halten. Also kommen immer wieder spannende Bilder, Artikel und

Videos, die deine Aufmerksamkeit fesseln. Dies ist im Grunde bei TikTok nichts Neues, nur sind die benutzerfreundliche Gestaltung und die Funktionsweise des maschinellen Lernens revolutionär. Nach Shou Zi Chew, dem CEO von TikTok, ist es nichts anderes als Mathematik. In einem TED-Talk mit TED-Chef Chris Andersen erklärt er, wie die Video-App und das kulturelle Phänomen funktionieren:

Nehmen wir an, Sarah schaut sich Video 1, 2, 3 und 5 an. Jan hingegen mag Video 1, 2, 3 und 6. Da beide eine Übereinstimmung von 1, 2 und 3 haben, wird beiden nun 4, 5 und 6 angezeigt.

Dieser Prozess geschieht in Echtzeit bei mehr als einer Milliarde Menschen, dank der Mustererkennungsfähigkeiten künstlicher Intelligenz. Der TikTok-Algorithmus lernt rasant, was Menschen mit gemeinsamen Interessen gefällt und schlägt auf Basis dieser Interessen neue Videos vor. Indem die Zuschauenden ein Video bis zu Ende sehen, es mit „gefällt mir" markieren, abspeichern, kommentieren oder weiterschicken, bekunden sie ihr Interesse an den Inhalten. Und diese einzelnen Informationen werden dann in eine mathematische Formel gebracht, mit der neue Videos vorgeschlagen werden. Die App ist dabei sehr einfach gestaltet und lässt sich intuitiv benutzen, ohne vorher etliche Fragen über Vorlieben beantworten zu müssen. Die Erfahrung und Entwicklung der Interessengebiete erfolgen ganz natürlich.

Bei dem exponentiellen Anstieg von Videos über ADHS sowie den damit einhergehenden Diagnosen verhielt es sich seit dem Beginn der COVID-19-Pandemie wie folgt:

Um die Ausbreitung des Virus zu verlangsamen und die Gesundheit der Bevölkerung zu schützen, wurde das soziale Leben in mehreren Ländern sehr beschnitten. Es gab Ausgangsbeschränkungen und Lockdowns. Hierbei wurden nicht-essenzielle Geschäfte geschlossen und soziale Kontakte sollten auf ein Minimum begrenzt werden. Auch Schulen und Kindergärten wurden geschlossen und viele Bürojobs wurden ins Homeoffice verlegt. Diese Maßnahmen hatten bei einem Großteil der Bevölkerung viele negative Effekte und auch die mentale Gesundheit der Menschen litt darunter. Menschen sind soziale Wesen und brauchen Gesellschaft, die Nähe und Kontakt zu anderen, um psychisch gesund zu bleiben. Bei unerkannt ADHS-neurodivergenten Menschen hatten die Maßnahmen zur Folge, dass der Stress durch die Beschränkungen so groß wurde, dass die Bewältigungsstrategien, die sie seit der Kindheit entwickelt haben, die ADHS-spezifischen Herausforderungen nicht mehr kompensieren konnten. Ein besonders wichtiger Punkt hierbei ist die eingeschränkte Bewegungsmöglichkeit. Viele Menschen mit ADHS-Gehirn können durch Sport den Bereich ankurbeln, der die meisten ADHS-Herausforderungen bedingt – und zwar die Exekutivfunktionen. Durch sportliche Betätigung schüttet der Körper Dopamin aus und produziert Laktat. Der Neurotransmitter Dopamin ist der „Treibstoff", auf den unser ADHS-Gehirn besonders angewiesen ist. Laktat ist ein Salz der Milchsäure und entsteht bei Sport mit hoher Belastung in der Muskulatur. Laktat wird erst in den letzten Jahren näher untersucht, aber es wurden schon einige positive Zusammenhänge zwischen der Laktatkonzentration im Blut und gesteigerter Aufmerksamkeitsfähigkeit gefunden. Das heißt, dass unerkannt ADHS-neurodivergente Menschen durch die Schließung von Fitnessstudios und anderen Sporteinrichtungen, die Ausgangsbeschränkungen und die Verlegung der Arbeitstätigkeit nach Hause nicht mehr genug Bewegung hatten. Keine Bewegung und kein Sport bedeuteten, dass kein Dopamin und Laktat produziert wird, was vermehrte Vergesslichkeit, Unaufmerksamkeit, Impulsivität und vieles mehr bedingte.

In der Zeit, in der Restaurants, Bars und andere Begegnungsstätten geschlossen waren, mussten sich die Menschen mit etwas anderem beschäftigen. Auch ich lud mir im März 2020 TikTok herunter, weil es sehr interessant aussah und ich es mir einfach mal anschauen wollte. Es dauerte nicht lang, bis meine Hauptseite, die „For You Page" fast komplett aus Inhalten über ADHS bestand.

ADHS-neurodivergenten Menschen war in dieser Zeit so langweilig, dass sie anfingen, über ihre Lebenserfahrungen zu sprechen. Gleichzeitig haben sie andere Menschen gefunden, die auch darüber aufklären und haben sich mit ihnen vernetzt. So entstand ein Schneeballeffekt, denn der Algorithmus brachte diese Menschen, die dieselben Interessen haben, zusammen. Bald wurden Hashtags erfunden, mit denen sich Betroffene noch leichter finden konnten. Unter dem Hashtag #adhdtiktok findet man auf TikTok eine eigene „Bubble" für Menschen, die über ihre Erfahrungen mit ADHS berichten. Dieser Hashtag hat Stand April 2023 ganze

7,2 Milliarden Aufrufe. Einstiegsthemen könnten hierbei auch Videos über psychische Erkrankungen gewesen sein. Da die meisten ADHS-neurodivergenten Menschen in der Kindheit durch ihre Umwelt traumatisiert werden, tendieren sie dazu, Inhalte über Psychologie zu konsumieren. Der Algorithmus erkannte also „Aha, wenn dir das gefällt, wirst du sicher auch das mögen." Und von Videos über Angststörungen, Depressionen, People Pleaser und Trauma ging es ganz schnell zum Thema ADHS. Und da Menschen mit ADHS-Gehirn bei Dingen, die sie persönlich interessieren, schnell in einen Hyperfokus und eine Hyperfixation fallen, haben sie also immer mehr Zeit auf TikTok verbracht. Und so verhärtet sich nach einigen Videos und lebensverändernder Erkenntnisse der Verdacht, selbst auf dem ADHS-Spektrum zu sein. Daraus resultieren eine intensive Recherche und das Bedürfnis, es professionell abklären zu lassen.

Zuletzt möchte ich noch auf das Thema Selbstdiagnosen eingehen, denn wegen dieses Begriffes denken die meisten Menschen, dass sich Betroffene aufgrund kurzer Trendtests mit ADHS identifizieren. Über das Thema Selbstdiagnose wird oft von Krankenkassen und medizinischen Fachangestellten mahnend berichtet. Im Internet kann man sich durch „Dr. Google" schnell in einer unheilbaren Krankheit wie beispielsweise Krebs wiederfinden, wenn man die eigenen Symptome sucht, so die Experten und Expertinnen. Die Mahnung ist auch wichtig, denn es gibt den „Nocebo-Effekt". Das ist so etwas wie „der böse Zwilling" des Placebo-Effektes. Hierbei treten jedoch sehr negative bis desaströse Auswirkungen ein. Es gibt einige Fallbeispiele aus der Psychiatrie. Ein Fall von 1973 handelte von einem Mann, der die Nachricht bekam, unheilbar an Krebs erkrankt zu sein. Sein Arzt gab ihm nur noch mehrere Monate zu leben. Der Mann starb. Jedoch wurde bei der Obduktion herausgefunden, dass der Tumor nicht gewachsen ist und vermutlich gutartig war. Er starb also nur, weil er daran geglaubt hat.

Der psychologische Effekt, der hier beim Thema „Kritik der Gesellschaft bezüglich Selbstdiagnose" greift, ist die Rekognitionsheuristik. Dies ist eine mentale Abkürzung, mit der Menschen schneller zu einer Entscheidung gelangen, wenn sie mehrere Informationen miteinander abgleichen. Im großen Rahmen weiß die Gesellschaft also, dass Selbstdiagnosen mit Vorsicht zu genießen sind und hypochondrische Menschen eher dazu neigen, sich selbst zu diagnostizieren. Wenn in diesem Atemzug auch noch TikTok genannt wird, kommt es zusätzlich zum Bestätigungsfehler. Die meisten denken immer noch, dass es eine Teenager-App ist, auf der junge Leute nur Tänze aufführen oder gefährliche Trends mitmachen. Da etablierte Informationsformen schon immer innovative Entwicklungen kritisiert haben, ist das auch hier der Fall. Als das Radio immer beliebter wurde, sah man darin eine Bedrohung für das Theater. Als Fernsehen immer beliebter wurde, argumentierten die etablierten Informationsträger, dass es das kreative Denken der Menschen beeinträchtigen würde. Als immer mehr Menschen Zugriff zum Internet bekamen, wurde gemahnt, dass es die Privatsphäre der Menschen bedroht. Mit der steigenden Popularität von YouTube wurde kritisiert, dass dadurch Falschinformationen und Verschwörungstheorien sich noch schneller und leichter verbreiten. Und das gleiche Schicksal erleidet derzeit die App TikTok. Letztendlich birgt jede neue Technologie Risiken, jedoch auch große Chancen und Möglichkeiten. Und diese Möglichkeiten haben jetzt unerkannt neurodivergente Menschen. Das Thema „Selbstdiagnose" muss hierbei aber neu bewertet werden.

Bei angeborenen Neurodivergenzen wird der Prozess und Begriff der Selbstevaluierung angemessener. Eine Selbstevaluierung ist keine halbherzige Entscheidungsfindung. Die unerkannt ADHS-Neurodivergenten, denen auf TikTok-Videos über ADHS angezeigt werden, denken nicht plötzlich „Oh ja stimmt, dann habe ich wohl auch ADHS". Für sich anzunehmen, dass man neurologisch anders ist, dass man laut unserer Gesellschaft in die Kategorie einer Störung und neurologischen Krankheit gehören soll, ist eben genau das, was wochen- bis monatelanges Zweifeln und Abwägen auslöst. Diejenigen, die eine angeborene Neurodivergenz wie ADHS, Autismus oder Hochsensibilität haben, wissen seit der Kindheit, dass sie anders sind. Ein Leben lang ist da immer wieder das Gefühl, dazugehören zu wollen. Es ist, als würde uns eine gläserne Wand von den anderen Menschen trennen. Auch wenn man gute Freundschaften hat und auf der Arbeit mit allen gut zurechtkommt, bleibt immer dieser glimmende Gedanke von „Ich bin anders als die anderen und ich muss mich anpassen. Ich werde nie ich selbst sein können."

In den sozialen Medien gibt es außerdem nicht nur Privatpersonen, die über ADHS aufklären, sondern auch psychiatrische Fachpersonen, die Studien, Fachartikel und Quellen angeben, mit denen Betroffene sich selbst weiter informieren können. Es gibt zudem auch seriöse Tests im Internet, die sich an den offiziellen Diagnosekriterien orientieren und oft komplexer und differenzierter sind als mancher „professionelle" Diagnoseprozess. Abgesehen davon entwickelt die ADHS-Community auch Begriffe für bestimmte ADHS-spezifische Phänomene, die nicht in den Diagnoseleitfäden dokumentiert sind. Diese fühlen sogar kontinentübergreifend sehr viele Betroffene nach. Beispiele hierfür sind die „ADHS-Paralyse", „ADHS-Steuer" oder „Penguin Pebbling" bei der Sprache der Liebe. Diese findet ihr im Kapitel „ADHS von A-Z" erklärt. Eine Selbstevaluierung bei ADHS oder Autismus beinhaltet auch den intensiven Austausch mit anderen, bereits offiziell diagnostizierten Personen.

Eine Selbstevaluierung ist darüber hinaus der erste Schritt zur offiziellen Diagnose. Es gibt grundsätzlich einige psychische Erkrankungen, die von außen betrachtet große Ähnlichkeit mit spezifischen ADHS-Herausforderungen haben. Eine differenzielle Begutachtung, ob es nicht doch nur Manifestationen aufgrund eines Burn-outs, einer Depression oder eines emotionalen Traumas sind, ist daher auch ein wichtiger Schritt. Betroffene können durch die monatelange Selbstreflexion Informationen sammeln, die für die Anamnese bei einem professionellen Gespräch sehr wertvoll sein können. Letztendlich möchte ich betonen, dass eine Selbstevaluierung mehr Beachtung und Wertigkeit finden muss. Betroffene, die nicht schnell an einen Diagnoseplatz kommen, können mithilfe der Identifizierung der Herausforderungen und den Tipps, den sich die Mitglieder der Online-Community gegenseitig geben, schon einige Verbesserungen für ihren Alltag umsetzen. Bei starkem Leidensdruck ist die professionelle Behandlung unabdingbar, aber bis es so weit ist, sollten die Menschen, die durch die Tipps eine Steigerung der Lebensqualität erfahren, ernst genommen werden. Auch, wenn sie sich „nur" selbst evaluiert haben.

ÜBERSCHNEIDUNGEN VON ADHS, AUTISMUS & HOCHSENSIBILITÄT

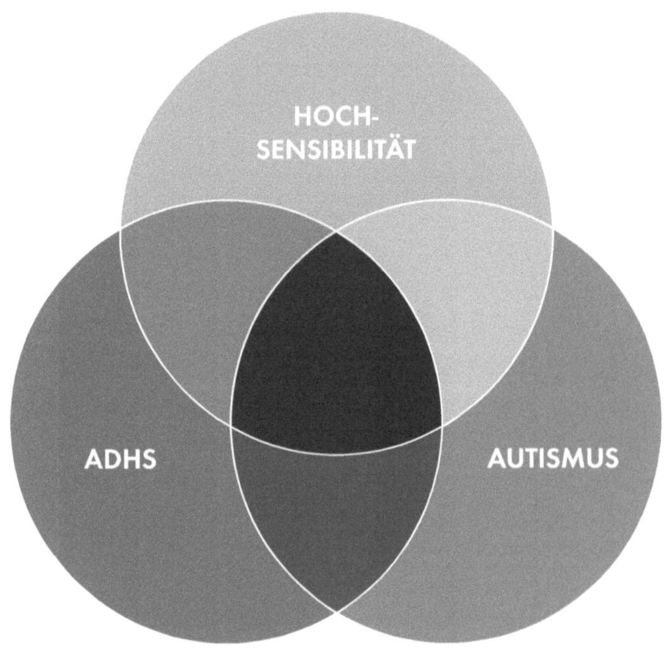

Abbildung 8: Überschneidungen der drei Neurodivergenzen ADHS, Hochsensibilität und Autismus (AHA)

HOCHSENSIBILITÄT

Dr. Elaine N. Aron hat Mitte der 90er-Jahre den Begriff der Hochsensibilität geprägt. Der wissenschaftliche Begriff ist „sensorische Verarbeitungssensitivität". Mit ihrer Abhandlung „Sensory-processing sensitivity and its relation to introversion and emotionality" legte sie den Grundstein für die Forschung über hochsensible und hochsensitive Menschen und ein Konzept, was immer mehr Beachtung findet.

Hochsensibilität ist geprägt von einer Sensitivität auf äußere Reize, wie zum Beispiel Geräusche, Gerüche und visuelle Eindrücke. Des Weiteren sind hochsensible Menschen eher anfällig für Stress und Stresskrankheiten. Hochsensible Personen, kurz HSP's, haben ein Nervensystem mit einer niedrigeren Reizschwelle, verglichen mit den meisten Menschen. Das bedeutet, sie können von äußeren, aber auch von inneren Stimuli schnell überreizt werden.

ÜBERREIZUNG KANN DURCH DIESE SINNESKANÄLE STATTFINDEN:

- **Hören** (Sirenen, mehrere Gespräche, laute Geräusche im Alltag, Straßenlärm usw.)
- **Sehen** (Lichtempfindlichkeit, grelle Farben, schnelle Bilder wie bei Action Filmen, Menschengewusel)
- **Fühlen** (Etiketten in Kleidung, Stoffe von Kleidung, bestimmte Oberflächen u. Ä.)
- **Riechen** (Parfums, komplexe Gerüche von Essen in einem Restaurant, Duftkerzen, Öle etc.)
- **Schmecken** (scharfe Gerichte bis hin zu der Konsistenz von Speisen)

ÜBERREIZUNG KANN AUCH DURCH INNERE WAHRNEHMUNG STATTFINDEN:

- Interozeption (Wahrnehmung der Vorgänge im Inneren des Körpers wie Hunger, Schmerz und andere Vorgänge)
- Vestibulärsinn (Gleichgewichtssinn, wodurch Karussell oder schnelles Autofahren zur Qual werden kann)
- Propriozeption (Wahrnehmung des eigenen Körpers im Raum, wodurch Sport als unangenehm empfunden und vermieden wird)

Persönlichkeitsmerkmale wie Gewissenhaftigkeit, Genauigkeit, Empathie, ein ausgeprägtes Harmoniebedürfnis sowie Gerechtigkeitssinn werden bei hochsensiblen Menschen hervorgehoben.

Auf ihrer Suche nach Informationen zum Thema Introversion und ihrer eigenen Sensibilität erkannte Dr. Aron, dass die Datenlage noch sehr dünn war. Da ihr Naturell so einige Herausforderungen beschert hatte, entschloss sie sich, selbst Forschungen anzustellen. Hochsensibilität ist nach

Elaine Aron kein Makel. Auch gibt es für Hochsensibilität keine offizielle psychiatrische Diagnose nach den Diagnosemanualen wie das DSM-V oder die ICD-11. Nach Aron ist Hochsensibilität von diesen vier Kerneigenschaften geprägt (DOES):

- Tiefe der Verarbeitung von Reizen (Depth of processing)
- schnellere Überlastung durch Reize (Overstimulation)
- emotionale Intensität (Emotional intensity)
- sensorische Sensibilität (Sensory sensitivity)

Hochsensibilität ist nicht das gleiche wie Introversion oder Neurotizismus. Hochsensible Menschen haben jedoch auch ein erhöhtes Risiko, eine Angststörung oder Depression zu entwickeln, wenn sie großem psychischem Stress ausgesetzt sind oder viele negative Erfahrungen machen.

Viele Selbsthilferatgeber gehen neben der sensorischen Wahrnehmung auf die innere Wahrnehmung und das Denken von hochsensiblen Menschen ein. Es wird in Bezug zu Hochsensibilität von einer lebhaften Vorstellungskraft, tiefer Reflexion und Gerechtigkeitssinn gesprochen. Ein großes Harmoniebedürfnis, Fehlersensibilität bei sich und bei anderen sowie die Tendenz zur Hochbegabung werden auch oft genannt. Sensibilität ist ein Kontinuum, welches von „geringer Sensibilität" bis hin zu „Hochsensibilität" reicht. Auch im Tierreich wurde eine höhere Reaktion auf sensorische Einflüsse gefunden. Daraus haben Wissenschaftler:innen abgeleitet, dass etwa 15-20 % einer Population hochsensibel sind.

Hochsensibilität kann leider auch mit Hypervigilanz verwechselt werden. Das ist eine Traumafolgeerscheinung, bei der die betroffene Person ständig unter Stress steht, da sie unbewusst nach potenziellen Bedrohungen Ausschau hält. Dadurch reagiert die betroffene Person nicht nur sensibler bei Geräuschen (Schreckhaftigkeit), sondern ist auch auf zwischenmenschliche Gefahren geeicht. Studien ergaben, dass Kinder, die aus missbräuchlichen Elternhäusern stammen, subtilere Gesichtsausdrücke von Wut, Aggression, aber auch Angst und Trauer erkennen, als nicht traumatisierte Kinder. Es ist jedoch wichtig anzumerken, dass dies nicht notwendigerweise bedeutet, dass ihre Eltern physisch gewalttätig waren, sondern dass diese Kinder eine erweiterte Wahrnehmungsfähigkeit entwickelten, um sich in ihrem Umfeld zu schützen. Bereits emotionale Ausbrüche wie Schreien oder übermäßige Kritik kann dazu führen, dass die kindliche Psyche Schaden nimmt. Schaut euch im Kapitel „ADHS von A-Z" den Beitrag „People Pleaser" dazu an.

Was ist aber mit den hochsensiblen Kindern, die in einem liebevollen Elternhaus mit viel Unterstützung aufwachsen? Diese werden in der populären Psychologieliteratur als „Orchideenkinder" bezeichnet. Mehr dazu findet ihr im Kapitel 6 „Orchideenkinder und Löwenzahnkinder".

Im Kapitel „Hochsensible Personen – Die mit der Gabe" schauen wir uns außerdem an, welche Verbindungen zwischen Hochsensibilität und vulnerablem Narzissmus bestehen.

ADHS & HOCHSENSIBILITÄT: ÜBERSCHNEIDUNGEN

Wenn man den Stereotypen von ADHS und Hochsensibilität vor Augen hat, wird man wohl kaum auf die Idee kommen, dass beide Neurodivergenzen viele Gemeinsamkeiten haben. Daher möchte ich die Zusammenhänge näher beleuchten. Die hypoaktive Form von ADHS geht in der Aufklärung über die Neurodivergenz leider immer noch sehr unter. Die meisten Menschen, die die Diagnose „ADS" bzw. ADHS-unaufmerksamer Typus bekommen, erreichen in Tests für Hochsensibilität hohe Punktzahlen.
2020 wurde in einer Studie von Maria Panagiotidi et. al. herausgefunden, dass Menschen mit höheren Werten einer sensorischen Verarbeitungssensitivität auch höhere ADHS-Symptome zeigen. In den Mainstream-Medien wie Selbsthilferatgebern und Blogs lassen sich sehr viele Beschreibungen zu den Unterschieden und Gegensätzen von ADHS und HSP finden. Sehr wenige stellen jedoch die Gemeinsamkeiten positiv heraus und unterstreichen sie. Auch werden meist die Merkmale der hyperaktiven Ausprägung aufgeführt, die auf den ersten Blick ganz offensichtlich sehr konträr zu den Merkmalen von Hochsensibilität erscheinen.

Folgende Gemeinsamkeiten habe ich beim Vergleich von Selbsthilferatgebern über Hochsensibilität sowie Studien bezüglich ADHS und den Beschreibungen von Mitgliedern aus der Community gesammelt:

- Empfindlichkeit auf äußere Reize (Geräusche/ Lärm, Gerüche, visuelle Eindrücke & Licht), verbunden mit Tendenz überreizt zu werden
- erhöhte Empfindlichkeit bei unangenehmen interozeptiven Wahrnehmungen wie Hunger, Müdigkeit und Schmerz (beeinträchtigt stärker die Konzentration als bei neurotypischen Menschen)
- Schlafprobleme durch Überreizung
- verstärkter Fokus auf Details, besonders, wenn etwas „nicht ins Bild passt" (dadurch resultiert auch die Ablenkbarkeit), was auch verbunden ist mit:
- verstärkte Fehlerwahrnehmung in der Umwelt
- Aversion gegen Small Talk, tiefgehende Gesprächsthemen werden bevorzugt
- ausgeprägte, affektive Empathie (nachfühlen) sowie sozialen Empathie (mitfühlend auf das Gegenüber eingehen)
- Harmoniebedürfnis (kann durch die AKD Ablehnungs- und Kritikdysphorie (engl. RSD) bedingt sein)
- Gerechtigkeitssinn (wird oft bei HSP's genannt und wurde bzgl. ADHS u. a. von Bondü & Esser (2014) untersucht)
- ausgeprägte Analysefähigkeiten und Kreativität
- sehr stress- und krankheitsanfällig (sehr anfällig für Burn-out, Depression, aber auch physiologische Krankheiten wie Magen-Darm-Probleme und Allergien)
- Tendenz zu Perfektionismus und Prüfungsangst
- sehr leistungsfähig in Extremsituationen, aber eher gering belastbar im Alltag
- intuitive Muster- und Kombinationsfähigkeiten

Studien, die Hochsensibilität untersuchen, konzentrieren sich auch immer mehr auf die genetischen Ursachen des Persönlichkeitsmerkmals. 2011 wurde in einer Studie mit chinesischen College-Studierenden herausgefunden, dass Gene innerhalb des Dopaminsystems einen wesentlichen Beitrag zu dem hochsensiblen Persönlichkeitsmerkmal leisten. Und wie wir in den vorherigen Kapiteln gelernt haben, gehen ADHS und Dopamin Hand in Hand. Sehen wir uns die lange Liste an Gemeinsamkeiten an, sind ADHS und Hochsensibilität doch nicht so verschieden, oder? Meine Theorie ist daher, dass Hochsensibilität, wie sie seit knapp 30 Jahren beschrieben wird, der spezielle Subtyp von ADHS (hypoaktiv) ist und sehr lange vernachlässigt wurde.

Mit meinen Ausführungen und der Aufklärung zu den Überschneidungen und meiner Hypothese, dass Hochsensibilität eventuell nur eine Ausprägung von dem ist, was wir ADHS nennen, verfolge ich nicht das Ziel, Hochsensibilität zu pathologisieren oder ADHS und auch Autismus den Status als ernst zu nehmende Behinderung abzusprechen. Ich möchte zum Denken anregen und der behindertenfeindlichen Einstellung unserer Gesellschaft den Spiegel vorhalten. Menschen, die bis dato von ihrer „Hochsensibilität" sehr beeinträchtigt wurden, haben meines Erachtens genau die Hilfe und Unterstützung verdient, wie es auch bei ADHS und Autismus der Fall sein kann. Ich kann verstehen, dass durch die Verbindung von Hochsensibilität, ADHS und Autismus Sorgen aufkommen, dass ADHS und Autismus dann auch als Persönlichkeitseigenschaft wahrgenommen und verharmlost werden. Deswegen möchte ich hervorheben, dass es mir darum geht, für die neurodivergenten Menschen, die aufgrund ihrer Hochsensibilität Einschränkungen und Diskriminierung erfahren, einzustehen. So wie für einige Menschen mit ADHS-Gehirn ihre Ausprägung absolut lebenseinschränkend ist, aber andere damit sogar eine erfolgreiche Karriere aufbauen können, kann es auch für Menschen starker sensorischer Verarbeitungssensitivität sein.

Da sich besonders Frauen im Konzept der Hochsensibilität sehen und die Forschung bezüglich Autismus und Frauen noch in den Kinderschuhen steckt, schauen wir uns als Nächstes diese Neurodivergenz an.

AUTISMUS

Autismus ist, nach den psychiatrischen Diagnosemanualen, eine neurologische Entwicklungsstörung, die sich auf die soziale Interaktion, das Verhalten und die Kommunikation der Betroffenen auswirkt.

MERKMALE:

- extreme in der Verarbeitung von Sinnesreizen (Übersensitivität, aber auch Untersensitivität)
- Schwierigkeiten in der sozialen Interaktion (mit neurotypischen Menschen)
- andere Art der Kommunikation (verbale Sachebene und nonverbale Stimmlage, Mimik & Augenkontakt)
- repetitive Verhaltensweisen („Stimming", Einhaltung von Ritualen und Routinen)
- passioniert verfolgte Interessen (Intensität für die meisten Menschen ungewöhnlich)
- starke Stressreaktion bei sich ändernden Bedingungen oder Plänen

Autismus ist, wie so viele psychiatrische Störungsbilder, noch sehr „jung". Der deutsche Psychiater Eugen Bleuler prägte 1911 den Begriff Autismus. Der Begriff leitet sich vom lateinischen Wort „autos" ab, was „Selbst" bedeutet. Er beschrieb sein neues Konzept als den sozialen Rückzug und die Loslösung von der Realität. Diese Verhaltensweisen beobachtete er davor häufig bei Kindern mit Schizophrenie.

Die bekanntesten Namen in Bezug auf die Entdeckung und Beschreibung von Autismus sind außerdem Leo Kanner (frühkindlicher Autismus) und Hans Asperger (Asperger-Syndrom). Hierbei sollte jedoch nicht die russische Ärztin Grunya Efimovna Sukhareva vergessen werden, die 1926 Fälle von autistischen Kindern beschrieb. Sie hob bereits die sensorischen Anomalien hervor und ihre präzisen Beschreibungen deckten sich mit den Kriterien, die heute im DSM-V zu finden sind. Die Kinder, die sie behandelte, würden heute als „hochfunktional" gelten. 1981 erlangte das „Asperger-Syndrom" durch die britische Psychiaterin Lorna Wing weltweite Bekanntheit. Es wurde 1992 in das ICD und zwei Jahre später in das DSM aufgenommen.

In aktuellen diagnostischen und statistischen Handbüchern wird Autismus in eine breite Kategorie von tiefgreifenden Entwicklungsstörungen eingeordnet. Autismus ist nach wie vor ein Bereich, der Gegenstand ständiger Forschung, Diskussion und Debatte ist. 2022 wurde eine spannende Dokumentation über die erste Person, die mit Autismus diagnostiziert wurde, veröffentlicht. Donald Gray Triplett, geboren 1933, wurde von Leo Kanner in der Kindheit diagnostiziert und gilt somit als „Fall 1".

Seit 2013 wird laut dem DSM-V und seit 2022 dem ICD-11 nicht mehr zwischen frühkindlichem Autismus, atypischer Autismus und dem Asperger-Syndrom unterschieden. Die Wissenschaft hatte erkannt, dass es nicht der Komplexität und den Entwicklungsmöglichkeiten von autistischen Menschen entspricht, diese in drei Gruppen zu kategorisieren. Es wird aus diesem Grund nur noch von Autismus Spektrum (-Störung) gesprochen.

Die wissenschaftlichen Erkenntnisse der letzten paar Jahre haben das Verständnis von Autismus stark erweitert. Leider braucht dieses Wissen, wie alle wissenschaftlichen Erkenntnisse, einige Jahre bis Jahrzehnte, bis es in alle Schichten der Gesellschaft gedrungen ist. Autismus wird auch heute noch von einem Großteil des psychiatrischen Fachpersonals nicht verstanden. Stereotype, dass nur Jungs Autismus haben könnten und es meist mit einer intellektuellen Beeinträchtigung oder dem Savant Syndrom einhergeht und dass autistische Menschen keine Empathie haben oder zeigen können, halten sich hartnäckig. Die meisten Menschen haben folgende Klischees im Kopf: Entweder denken sie bei Autismus an den bekannten Film „Rain Man" mit Dustin Hoffman, an den Arzt Dr. Sean Murphy aus der Serie „Good Doctor", an andere hochintelligente Personen, die irgendetwas mit Physik oder Mathematik machen, so wie Dr. Sheldon Cooper aus der Serie „Big Bang Theory" oder sie haben das vage Bild von autistischen Menschen im Kopf, die nicht sprechen können, rund um die Uhr Betreuung benötigen und in Pflegeheimen wohnen.

Das Autismus-Spektrum wird dabei wie das Farbspektrum verstanden, welches von „gar nicht autistisch" bis hin zu „sehr autistisch" reicht. Dies ist auch ein Grund, warum viele Menschen denken, dass „jeder ein bisschen autistisch ist". Dies machen sie oft an solchen banalen Merkmalen fest, dass sie eine große Leidenschaft für ihr Hobby haben oder dass sie auch in bestimmten Situationen routinierte Abläufe bevorzugen.

Autistische Menschen sollten nicht nach ihrer Funktionalität definiert werden. Leider wird die Bezeichnung „hochfunktional" noch sehr oft verwendet, auch von Fachexperten und -expertinnen für Autismus. Eine respektvollere Eingliederung ist der Unterstützungsbedarf. Autistische Menschen haben ein „spitzes Profil" in Bezug auf ihre Fähigkeiten und Ressourcen. Der Unterstützungsbedarf kann je nach Stress im Leben fluktuieren.

Das Vorkommen von Autismus ist in den letzten Jahrzehnten exponentiell gestiegen. In den USA ist die Prävalenz von Autismus um 178 % seit dem Jahr 2000 gestiegen. Im Jahr 2000 wurde eins von 150 Kindern diagnostiziert, im Jahr 2020 waren es eins von 36 Kindern.

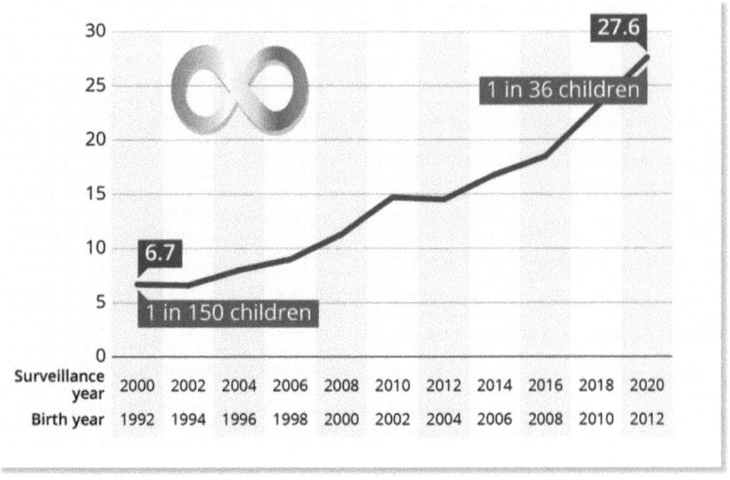

Abbildung 9: Prävalenz von Autismus bei Kindern in den USA im Laufe der letzten 20 Jahre (https://www.statista.com/chart/29630/identified-prevalence-of-autism-spectrum-disorder-in-the-us/)

Zum Vergleich, in den USA wurde im Jahr 1970 ein Kind von 10.000 mit Autismus diagnostiziert. Die Gründe für diesen Anstieg sind nicht vollständig geklärt und komplex. Mögliche Faktoren sind ein besseres Bewusstsein und Screening für Autismus, Änderungen der Diagnosekriterien sowie umweltbedingte und genetische Faktoren.

Bis 2013 konnten ADHS und Autismus nicht gleichzeitig diagnostiziert werden. Dies änderte sich mit der Veröffentlichung des DSM-V. Autismus galt lange als Ausschlusskriterium für die Diagnose von ADHS. Neueste Studien konnten beleuchten, dass es eine bedeutende genetische Überlappung zwischen ADHS und ASS im SHANK2-Gen und weiteren 6 weiteren genetischen Varianten gibt. Mehrere Studien konnten aufzeigen, dass 22-83 % der autistischen Kinder die Diagnosekriterien für ADHS erfüllten und 30-65 % der Kinder mit einer ADHS-Diagnose zeigten signifikante Anzeichen von autistischen Charakteristika.

Besonders hervorzuheben ist das falsche Verständnis von Autismus bei Frauen und Mädchen. Bisher wurde das Verhältnis von autistischen Jungs zu Mädchen 4:1 angegeben. Also kommt auf vier Jungs ein autistisches Mädchen. Robert McCrossin und Kolleg:innen fanden 2022 heraus, dass das tatsächliche Verhältnis bei 3:4 zu liegen scheint. 80 % der autistischen Frauen blieben bis zum 18. Lebensjahr unerkannt und undiagnostiziert. Dies hat verheerende Folgen für die psychische Gesundheit der Betroffenen. Ein Erklärungsansatz ist, dass die Diagnosekriterien auf männlichen Kindern basieren. Autismus zeigt sich bei Mädchen jedoch anders als bei Jungs. Mädchen können ihre autistischen Verhaltensweisen außerdem besser verstecken und maskieren. Worin die Überschneidungen liegen und warum die ADHS-Autismus-Kombi mit der „destruktiven Interferenz" in der Physik vergleichbar ist, erfahrt ihr im nächsten Kapitel.

ADHS & AUTISMUS: ÜBERSCHNEIDUNGEN

ADHS und Autismus sind bezüglich der Diagnosekriterien getrennt zu betrachten, jedoch werden immer mehr Gemeinsamkeiten gefunden, die auch die Diagnostik erschweren. Es gibt also nicht nur genetische Überlappungen, sondern auch die Verhaltensweisen ähneln sich. Der Unterschied jedoch ist die Ursache, warum das Verhalten auftritt. Darüber hinaus scheint es, dass sich ADHS und Autismus gegenseitig aufheben. Die Herausforderungen des ADHS-Teils, wie zum Beispiel die Desorganisation, kann mit der Vorliebe des Autismus-Anteils für Routinen und Struktur kompensiert werden. Die Schwierigkeiten des Autismus-Anteils, soziale Situationen zu verstehen, kann wiederum mit den starken Mustererkennungsfähigkeiten in Verbindung mit Empathie von ADHS-Gehirn-Besitzer:innen ausgeglichen werden.

DIESE GEMEINSAMKEITEN HABEN BEIDE NEURODIVERGENZEN:

- sensorische Sensitivitäten (siehe Abschnitt „Hochsensibilität")
- Probleme der Impulskontrolle
- Schwierigkeiten der Emotionskontrolle
- Probleme der Exekutivfunktionen
- hohe Rate an Begleiterscheinungen/psychischen Krankheiten wie Depression, Angststörung, Essstörungen, bipolare Störung, Zwangsstörung, Sozialphobie
- überflexible Gelenke und Ehlers-Danlos-Syndrom
- kommunikative Muster wie Monologisieren über persönliche Interessen oder Fakten
- ausgeprägte Mustererkennungsfähigkeiten
- Spezialinteressen & leidenschaftliche Hobbys
- Taskwechselstörungen (Handlungen beginnen und dann wieder beenden, „Wartemodus-Syndrom")
- Ablehnungs- und Kritikdysphorie (RSD) aufgrund von anhaltender Kritik des Verhaltens seit der Kindheit

HIER SIND WEITERE GEMEINSAMKEITEN UND DIE MÖGLICHEN VERHALTENSURSACHEN:

MERKMAL	ADHS	AUTISMUS
Verminderter Augenkontakt	Probleme der Exekutivfunktionen (Arbeitsgedächtnis), wenn etwas erzählt wird	Probleme des Arbeitsgedächtnisses + Überforderung der Reize, die durch die Mimik des Gegenübers entstehen (inklusive Interpretation, die auch überfordern kann)
Vorliebe für Routinen	Routinen minimieren den Aufwand für die Exekutivfunktionen, man muss nicht über jeden einzelnen Schritt nachdenken; gleichzeitig: können sie nicht lang durchgehalten werden	Routinen und immer gleiche Abläufe geben Sicherheit, Ängste werden minimiert; Reize bleiben gleich und überfordern das Nervensystem nicht („Monotropismus-Theorie" Verarbeitung von einzelnen Reizen nacheinander)

Probleme mit sozialen Hinweisen (Mimik, Gestik, Stimmlage)	Durch Ablenkbarkeit/ Unaufmerksamkeit können Hinweise nicht erkannt werden; Fähigkeit wird besser, wenn sie sich konzentrieren können	Fähigkeit, soziale Hinweise zu lesen und zu deuten ist eingeschränkt; Dies geschieht nicht intuitiv (kann aber erlernt werden, was zum „Masking" gehört)
Probleme mit sozialer Reziprozität	Durch Impulsivität herrscht Tendenz, andere zu unterbrechen und über eigene Interessen zu monologisieren (durch Verbindung mit der Zeitblindheit nicht zu erkennen, wie lange man selbst bereits geredet hat)	Durch autistischen Kommunikationsstil entsteht Inkompatibilität beim sozialen Austausch und Diskrepanz (zwischen autistischen und nicht-autistischen Menschen)
Fehlannahme der geringeren Intelligenz	Hyperaktives, unaufmerksames und impulsives Verhalten wird mit niedrigerer Intelligenz assoziiert. Mehrere Begleiterscheinungen wie motorische Ungeschicktheit, unstrukturierte, von außen als chaotisch empfundene Äußerungen oder auch Vergesslichkeit (die meist als kindisch oder unprofessionell interpretiert wird) ebenfalls.	Vorliegen eines „spitzen" Fähigkeitsprofils oder Begleiterscheinungen wie einer Legasthenie, Dyskalkulie etc. von denen auf die gesamte Intelligenz geschlossen wird (z. B. Unfähigkeit, sich die Schuhe zu binden, überschattet herausragende Fähigkeiten in höherer Mathematik

Auf den letzten Punkt der Intelligenz möchte ich noch näher eingehen, denn auch das ist eine Gemeinsamkeit, die eine Diagnose im Erwachsenenalter bedingen kann.

Eine hohe Intelligenz kann dazu führen, dass ADHS-neurodivergente und autistische Menschen lange unentdeckt bleiben, da sie ihre Herausforderungen intuitiv kompensieren. Eine Studie von María Cadenas und anderen stellte heraus, dass hochintelligente Kinder mit ADHS dasselbe Leistungsniveau erreichten wie die durchschnittlich intelligente Kontrollgruppe. Sie beschrieben, dass ADHS-bedingte Probleme wie mangelnde Leistungen in der Schule daher im Vergleich zu den typischen (durchschnittlich intelligenten) Mitschülern leicht übersehen werden können. Bernard J. Crespi bezeichnete Autismus in seiner Abhandlung von 2016 als „Störung der hohen Intelligenz". Eine Reihe neuerer Studien konnte eine positive genetische Korrelation zwischen Autismus-Genen und Messungen der geistigen Fähigkeiten feststellen. 2007 fanden Michelle Dawson und ihre Kolleginnen und Kollegen heraus, dass Kinder nach den Ergebnissen des Wechsel-Intelligenztests für Kinder als geistig behindert eingestuft werden würden. Wurden dieselben Kinder mithilfe der Ravens Progressive Matrizen getestet, waren es nur 5 %. Dies deutet auch darauf hin, dass einige der gängigen Intelligenztests die Fähigkeiten des autistischen Denkens nicht vollständig erfassen.

Besonders die andere Art und Weise der Verarbeitung von Worten und Sprache fällt mir in meinem Alltag sowie im Austausch mit anderen autistischen Menschen auf. Dies sehe ich auch als spannenden Forschungsbereich in Bezug auf Autismus. Eventuell könnten dadurch nicht nur Missverständnisse in der alltäglichen Kommunikation zwischen autistischen und nicht-autistischen Menschen erklärt werden, sondern auch in Bezug auf Aufgabenformulierungen und Arbeitsanweisungen in Schule und Beruf viele positive Entwicklungen hervorbringen.

Aber zurück zum Thema Intelligenz, ADHS und Autismus und hin zu meiner Theorie der „AuDHS destruktiven Interferenz".

In der Physik nennt man die Auslöschung von zwei Wellen „destruktive Interferenz". Die Quelle dieser Wellen können Töne, Wasser, aber auch Lichtteilchen sein. Das Konzept dieses physikalischen Effekts habe ich auf die Frage übertragen, warum so viele Menschen erst im Erwachsenenalter mit ADHS und Autismus diagnostiziert werden. Wir können hierbei die Stärken und die Herausforderungen von ADHS und Autismus nehmen, die sich gegenseitig auslöschen. Jedes Mal, wenn eine Herausforderung aufgrund einer speziellen Charakteristik von ADHS oder Autismus auftritt, ist die Person imstande, durch ihre Intelligenz und die Stärke der jeweils anderen Neurodivergenz die Schwäche auszugleichen. Somit erscheint der Mensch nahezu neurotypisch. Es gibt bei den Neurodivergenzen jedoch nicht nur eine Auslöschung, sondern auch eine Verstärkung, die konstruktive Interferenz.

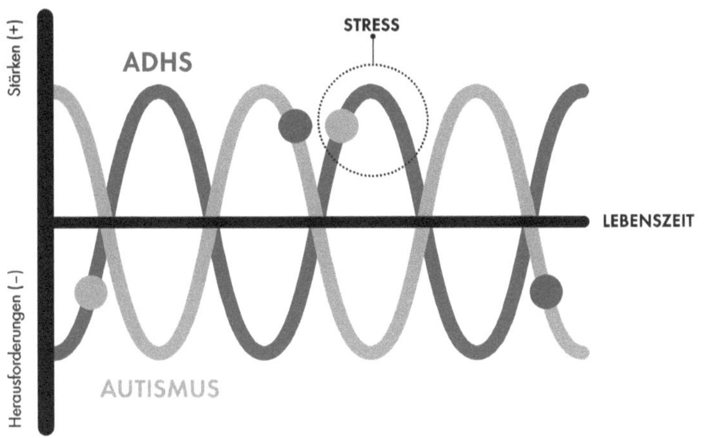

Abbildung 10: „Destruktive Interferenz" der Neurodivergenzen ADHS & Autismus

BEISPIEL:

Carolin bekommt in der Schule öfter nichts mit, weil sie träumt oder von den Geräuschen im Klassenzimmer so abgelenkt ist, dass sie sich nicht konzentrieren kann (ADHS). Zu Hause, wo sie ihre Ruhe hat und nicht ständig neuen Anforderungen Folge leisten muss, kann sie sich auf ihre Bücher und Aufgaben konzentrieren. Außerdem muss sie sich nicht darauf konzentrieren, „normal" zu wirken, um nicht kritisiert oder von den anderen Kindern aufgezogen zu werden (Autismus). Sie liebt es, ständig Neues zu lernen und ist sehr wissbegierig (ADHS + Autismus = Verstärkung). Im Sozialen hat sie zwar öfter Probleme, wird phasenweise vielleicht auch gemobbt, aber kann das durch das Beobachten anderer Kinder, ihrer schnellen Auffassungsgabe (ADHS) und Mustererkennungsfähigkeiten (ADHS + Autismus = Verstärkung) kompensieren. Sie lernt Muster und Skripte, wie andere untereinander interagieren und wendet diese zukünftig an, damit sie andere sympathisch finden und mit ihr Zeit verbringen wollen.

So schlägt sie sich durchs Leben, was aber oft mit starken Ängsten verbunden ist. Im Laufe des Lebens kann der Stress zu körperlichen Erkrankungen führen, wie Magen-Darm-Probleme oder regelmäßige Infektionskrankheiten. Irgendwann kommt es in ihrem Leben zu dem Punkt, dass sie den Stress, der auf ihr neurodivergentes Nervensystem einprasselt, nicht mehr kompensieren kann. Dies kann durch eine Vielzahl von Faktoren bedingt sein. Eine häufige Ursache ist der Stress im Job. Auf ihrer Arbeit muss sie viel maskieren. Sie hat außerdem noch eine unentdeckte Dyskalkulie, die aufgrund der gestiegenen Anforderungen zutage tritt. Diese kann sie mit ihren eigenen Methoden und viel Zeit, die sie im Studium hatte, nicht mehr kompensieren. Der lange Fahrtweg, den sie tagtäglich auf sich nehmen muss, stresst sie zusätzlich. Die Geräusche und Gerüche, denen sie im Zug ausgesetzt ist, macht sie fix und fertig. Ihre Leistung bei der Arbeit verschlechtert sich. Ihre Konzentrationsfähigkeit ist so gut wie nicht mehr vorhanden. Sie ist ablenkbar, schusselig, geht nicht mehr ihren Verantwortlichkeiten nach und hat immer mehr emotionale Ausbrüche, von denen sie denkt, sie seien Panikattacken.

Nach einem Marathon bei verschiedenen Medizinern, Ärzten und Ärztinnen gelangt sie von den Diagnosen Erschöpfungsdepression und generalisierte Angststörung zuerst zu ihrer ADHS-Diagnose. Jedoch zeigen sich nun mehr Symptome, die nicht durch die ADHS-Diagnose erklärt werden können.

Auf den sozialen Medien gelangt sie durch Zufall auf Accounts von erwachsenen Autisten und Autistinnen, die von ihrem Lebens- und Leidensweg berichten. Nun ergibt alles perfekt Sinn. Das letzte Puzzleteil ist gefunden. Sie hat die ADHS-Autismus-Kombi und konnte außerdem, mithilfe ihrer hohen Intelligenz, alle charakteristischen Herausforderungen ausgleichen.

WAS HAT ADHS MIT GELD ZU TUN?

Die erste Assoziation zu dieser Überschrift ist bei den meisten sicherlich „Menschen mit ADHS können sicher nicht mit Geld umgehen". Ja, unsere Impulsivität und das unwillkommene Dopamin-Defizit machen uns oft einen Strich durch unsere (Haushalts-) Rechnung und verführen uns zu Impulskäufen. Aber ich möchte in diesem Kapitel auf etwas ganz anderes hinaus.

Ab meinem ersten „ADHS-Verdacht" Anfang 2019 und auch nach meiner Diagnose fragte ich mich immer wieder, welche Ursachen dazu geführt haben, dass ich so spät erkannt wurde. Natürlich hat der Gender-Bias in der Medizin und Psychiatrie einen entsprechenden Beitrag daran. Mehr dazu könnt ihr im 3. Kapitel zu den ADHS-Mythen „ADHS haben nur Jungs" lesen.

Über Jahrzehnte hinweg wurde an ADHS geforscht und es wurde versucht, verschiedene Erklärungsansätze zu liefern. Einen Ansatz, der mir anfangs auch schlüssig vorkam, ist, dass Rauchen und ADHS stark korreliert.

Ein möglicher Ansatz besagt, dass Rauchen (und Passiv-Rauchen) während der Schwangerschaft bei dem Kind ADHS auslösen kann. Das schien für mich auch stimmig, als ich zum ersten Mal den ADHS-Verdacht hatte und mögliche Ursachen recherchierte. Ende der 80er rauchten sehr viele Menschen – und das überall. Rauchen war gesellschaftlich anerkannt und „normal". Aschenbecher gab es in Restaurants, Bussen und anderen öffentlichen Einrichtungen.

Die Einstellung gegenüber Rauchen hat sich in den letzten Jahrzehnten radikal geändert. Hat Rauchen in den 50er-Jahren noch zum guten Ton gehört, assoziiert man die Gewohnheit heute eher mit einem niedrigeren sozialen Stand. Und hier sehe ich die Verbindung zu dem Mythos „ADHS wird durch schlechte Erziehung ausgelöst". Für mich liegt die Verbindung von ADHS, Rauchen, schlechter Erziehung und sozioökonomischem Hintergrund auf der Hand.

Die Ober- und Mittelschicht hat dem Rauchen den Rücken gekehrt und investiert ihr Geld lieber in einen gesunden Lebensstil. Nicht selten fallen abfällige Kommentare in den sozialen Medien oder auch am Kaffeetisch über Familien mit geringem Einkommen und Bildungsstand, dass „sie sicher das Kindergeld nur in Kippen und Alkohol stecken". Kein Wunder, dass die Kinder dieser Familien vermehrt mit ADHS diagnostiziert werden, oder? „ADHS, das ist ja die Störung, die nur die asozialen Familien haben, richtig?" Das ist auch ein Grund, warum ein Stigma auf ADHS liegt. Familien aus der Mittelschicht fürchten sich, dass ihrem Kind „so ein Label" aufgedrückt wird. Die Angst entspringt nicht dem Stigma, welche negativen sozialen Auswirkungen die psychiatrische Diagnose auf ihr Kind hat, sondern weil sie nicht in die „niedere soziale Schublade" gesteckt werden wollen.

Die folgende Grafik zeigt, wie sich der Raucheranteil in den sozialen Schichten von 1965 bis 2010 verändert hat. In den 60er-Jahren haben in den oberen und mittleren sozialen Schichten über 40 % der Menschen geraucht. Dieser Anteil ist im Laufe der Jahre gesunken. Im Jahr 2010 betrug der Anteil der Rauchenden in höheren sozialen Schichten weniger als 20 Prozent. Im Vergleich dazu blieb der Raucheranteil in niedrigen sozialen Schichten fast gleich bei 30 % und verzeichnete sogar einen leichten Anstieg.

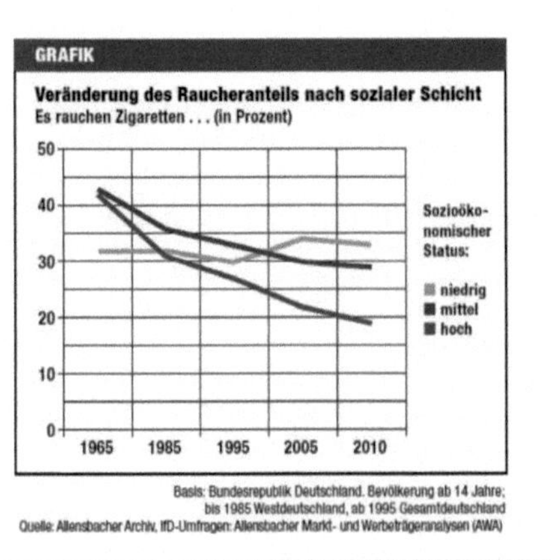

Abbildung 11: Raucheranteil in Deutschland von 1965 bis 2010 (https://www.aerzteblatt.de/archiv/89136/Rauchen-im-Wandel-der-Zeit-Die-Ober-schicht-hat-sich-abgewandt)

UM ES MIT EINEM PLAKATIVEN BILD DARZUSTELLEN: KEVIN HAT ADHS, MAXIMILIAN IST HOCHBEGABT.

Kevin wohnt mit seinen Eltern in Berlin Marzahn. Diese arbeiten als Reinigungskräfte und noch in zwei anderen zusätzlichen Jobs, um „über die Runden zu kommen". Beide rauchen. Beim Elternsprechtag wird sein auffälliges Verhalten thematisiert. Er lässt sich leicht ablenken, arbeitet selten konzentriert an seinen Aufgaben und stört dann die anderen Kinder. Die Lehrkraft empfiehlt, Kevin auf ADHS diagnostizieren zu lassen.

Maximilian wohnt mit seinen Eltern in Berlin Charlottenburg. Beide haben an den besten Privatuniversitäten eine akademische Ausbildung genossen und arbeiten in führenden Positionen in einem Konzern. Beim Elternsprechtag wird sein auffälliges Verhalten thematisiert. Er lässt sich leicht ablenken, arbeitet selten konzentriert an seinen Aufgaben und stört dann die anderen Kinder. Die Lehrkraft empfiehlt, Maximilian auf Hochbegabung diagnostizieren zu lassen.

In diesen zwei Szenarien habe ich die Namen bewusst gewählt. Vielleicht habt ihr schon mal etwas vom „Kevinismus" gehört? Dieses Phänomen beschreibt die Diskriminierung aufgrund des Vornamens eines Menschen. In einer Studie der Uni Oldenburg wurde herausgefunden, dass manche Vornamen mit geringer Intelligenz, schlechtem Benehmen und geringer Bildung in Verbindung gebracht werden. Oliver Trenkamp hat dies in einem Spiegel Artikel mit den Worten zusammengefasst: „Wer einzelnen Kindern wenig zutraue, bewerte sie auch ungerecht. Andere Untersuchungen hätten gezeigt: Bei Kindern, die Lehrer für leistungsstark halten, übersehen sie viel häufiger Fehler in Diktaten als bei Kindern, die sie eher schwach einschätzen."

Dass „die Schere zwischen Arm und Reich" immer weiter auseinandergeht, könnte einer der unzähligen Gründe sein, warum mehr Menschen mit ADHS diagnostiziert werden. Dies ist aber nur einer von vielen Faktoren. Auch die Digitalisierung, Globalisierung und der Kapitalismus müssen bei dieser Rechnung betrachtet werden.

Der Leistungsdruck in unserer Gesellschaft wird immer stärker. Firmen kämpfen nicht mehr regional oder landesweit um ihre Kundschaft, sondern global. Die Devise ist „immer höher, schneller, weiter". Dazu kommt der digitale Wandel, der unzählige Bürojobs schafft und dafür körperliche Arbeiten immer weiter minimiert. Ein spannendes Beispiel ist hierbei die stark gestiegene Prävalenz von ADHS in Island. In einem Artikel des „Iceland Magazine" von 2016 wurde berichtet, dass die Verschreibung von Ritalin um 233 % gestiegen ist. Schauen wir uns den Wandel des Arbeitsmarktes in Island an, offenbart sich das Bild, wie sich der Wandel zuungunsten von ADHS-neurodivergenten Menschen entwickelt hat. Fischerei und Landwirtschaft haben an Bedeutung verloren und machen nun weniger als 5 % der Beschäftigten in Island aus. Geschäftszweige im Handel, Gastgewerbe, Gesundheitswesen, Bildung und anderen Dienstleistungen haben hingegen stark zugenommen. Aber auch die IT-Branche, insbesondere die Softwareentwicklung, hat zugenommen. Und was ist für ADHS-neurodivergente Menschen überhaupt nicht gehirn- und bedürfnisgerecht? Genau, den ganzen Tag einen Job im Sitzen zu verrichten. Schaut euch hierzu das Kapitel 2 an und die „Jäger-Bauer Hypothese".

Aber das ist genau der Knackpunkt. Wäre ich in eine Familie geboren worden, in der nicht so ein starker Fokus auf meine schulische Leistung gesetzt worden wäre, hätte ich vielleicht nie Abitur gemacht und studiert. In Familien mit niedrigerem Bildungsstand können die Eltern manchmal bereits in der Grundschule den Kindern nicht mehr bei den Hausaufgaben helfen. Ein geringes Einkommen und geringe finanzielle Ressourcen verbieten es auch, Geld in private Nachhilfe zu investieren. Vielleicht kommt noch hinzu, dass den Lehrkräften und anderen Eltern bekannt wird, welchem Beruf die Eltern der anderen Kinder nachgehen. Wenn dieser Beruf nicht genug Prestige aufweist, könnte sich das Klischee nahtlos in das Bild „ADHS kommt nur in sozial schwachen Familien vor" einfügen.

ADHS ist in unserer Gesellschaft sehr vorurteilsbehaftet. Viele Betroffene würden sich wünschen, nicht ADHS-neurodivergent zu sein. Viele verfluchen ihr ADHS-Gehirn nicht nur, weil die Herausforderungen aufgrund der typischen Merkmale Leid verursachen können, sondern weil der Großteil unserer Mitmenschen uns oft spüren lässt, was er von unserer „Krankheit" hält. Wenn anderen die Diagnose oder das Label ADHS zu Ohren kommt, kann es sogar noch zu Schlimmeren kommen, wie Ausgrenzung und Mobbing. Das hat einen massiv negativen Einfluss auf unseren Selbstwert. Aber wusstet ihr, dass es schon Labels gibt, die im Grunde umfassend ADHS beschreiben, dafür aber so positiv gezeichnet werden,

dass Laien diese nicht mit ADHS verbinden?
Im Folgenden möchte ich daher im Detail auf drei dieser Labels eingehen:

SCANNER-PERSÖNLICHKEITEN – DIE MIT DER „KOHLE"

Der Begriff „Scanner-Persönlichkeit" wurde von der amerikanischen Autorin Barbara Sher geprägt. In ihrem Buch „Du musst dich nicht entscheiden, wenn du tausend Träume hast" beschreibt sie mit vielen anschaulichen Fallbeispielen die Herausforderungen ihrer Klientinnen und Klienten, die zu viele Interessen haben. Sie selbst wurde mit ADS diagnostiziert und erwähnt das auch sehr kurz zu Beginn. Sie berichtet, dass viele „Scanner" tatsächlich auch ADS haben, aber geht nicht weiter auf die typischen ADHS-Herausforderungen ein, sondern verwendet ihr selbst gewähltes Etikett. Ihr Werk kann ein Beispiel von hervorragender Selbsthilfeliteratur für Menschen mit ADHS-Gehirn, was aufgrund des Labels leider vielen bis dato verschlossen blieb.

HIER SIND EIN PAAR AUSSAGEN AUS DEM BUCH, DIE DIE SOGENANNTEN „SCANNER" BESCHREIBEN:

1. *„Ich mache wahnsinnig gerne viele verschiedene Dinge, aber ich kann mich auf keins konzentrieren oder länger dranbleiben."*
2. *„Ich verliere die Lust an Dingen, auch wenn ich anfangs dachte, sie würden mich bis ans Lebensende interessieren."*
3. *„Etwas Neues zu lernen, macht mir Spaß. Sobald ich weiß, wie es geht, langweilt es mich."*
4. *„Ich ändere ständig meine Meinung darüber, was ich eigentlich machen möchte."*
5. *„Nur wenn ich viele Dinge gleichzeitig tue, bin ich konzentriert."*
6. *„Und sofort steigt in Elaine das vertraute Gefühl auf, dass sie sofort aktiv werden muss, weil die Idee, wie alle ihre anderen guten Ideen, sonst weg ist."*
7. *„Alles, was sie sieht oder worüber sie nachdenkt, findet sie prickelnd und fesselt Ihre Aufmerksamkeit."*

8. „Immer wieder gerät etwas Neues und Interessantes in ihr Blickfeld [...]"
9. „Eine unbändige Neugier auf eine Vielzahl von Themen, die in keinerlei Zusammenhang miteinander stehen [...]".
10. „[...] ist neugierig, weil er genetisch darauf programmiert ist, alles zu erkunden, worauf sein Interesse gerade fällt."
11. „[...] können nicht weniger Interessen haben. Es führt [...] zur Verzweiflung. Wenn ich mich zurückhalten oder beschränken muss, langweilt mich alles, nein, schlimmer noch: Ich habe das Gefühl, als würde ein Teil von mir absterben."
12. „Und fast niemand sonst kann Langeweile so schwer ertragen wie sie."
13. „Wenn ich nicht alles tun kann, mache ich überhaupt nichts."
14. „Ich schaffe es nicht, mit etwas anzufangen."
15. „Ich bringe nie etwas zu Ende."
16. „Mit etwas zu beginnen, ist für mich der berauschende Teil."
17. „[...] sei faul, habe nicht genug Durchhaltevermögen und könne nicht lange bei einer Sache bleiben."
18. „Neigen Sie zum Chaos und verlegen häufig Dinge, die Sie eigentlich dringend brauchen?"
19. „[...] wenn ich länger als ein paar Stunden an einer bestimmten Sache dranbleiben muss, laugt mich das völlig aus."
20. „Beheben Sie Probleme meist schneller als alle anderen?"
21. „Ich bin der geborene Retter bei allen Notfällen und Problemen. Ich liebe die Herausforderung, für alles eine Lösung zu finden."
22. „Ich kann vieles gut, bin aber auf keinem Gebiet herausragend. Ich glaube nicht, dass ich je meine wahre Passion finde."
23. „Haben Sie sich schon immer ohne ersichtlichen Grund für scheinbar Unzusammenhängendes interessiert?"
24. „Ich schaue etwas nach, vertiefe mich hinein, tauche eine Zeit lang ab, langweile mich und will dann etwas anderes machen."

Sicherlich habt ihr bereits eine Strichliste geführt oder die Punkte angekreuzt, bei denen ihr rufen wolltet: „Jaaa, jaaa, und noch mal jaaaaa!" Barbara Sher war Karrierecoach und selbst ADHS-neurodivergent. Durch die Beschreibung dieser Herausforderungen verschiedener Menschen hat sie sicherlich sehr viele unerkannte „Gehirn-Zwillinge" angezogen. Das, was ich in den Interviews mit ihren Klient:innen gelesen habe, wurde mir auch schon hundertfach geschrieben. Die, die zufällig auf meine Social-Media-Kanäle und meine Aufklärungsarbeit gestoßen sind, haben plötzlich eine ungeahnte Selbsterkenntnis gewonnen. So viele haben sich bedankt, dass sie sich immer dumm oder sonderbar gefühlt haben, aber jetzt viel mehr Selbstakzeptanz entwickelt haben. Sie wissen, dass es Tausende und Abertausende Menschen gibt, die genauso ticken wie sie. Dieses Gefühl von „Ich bin nicht mehr allein, es gibt noch andere, die sind wie ich" gibt einem so viel für das eigene Selbstwertgefühl sowie mentale Ruhe. Schon diese Erkenntnis allein hat nicht nur eine Person meiner über 100.000 Follower aus dem tiefen Loch der Depression geholt.
Was war denn nun aber anders? Wie wir bereits im geschichtlichen Teil gelernt haben, sind Kinder mit der hypoaktiven Form von ADHS im Sozialen eher weniger negativ aufgefallen. Zusätzlich lässt sich in den Geschichten von Frau Shers Klient:innen ein Muster feststellen: Alle diese Menschen hatten wahrscheinlich eine enorme finanzielle Freiheit, um die Dinge zu tun, die sie auch tun wollten.

LASST MICH DAS GERN MIT EINER PASSAGE AUS DEM BUCH DARLEGEN:

„Hallo. Ich heiße Pamela. Ich bin 42 und habe Ihre Bücher entdeckt, als ich 27 oder 28 Jahre alt war. Seitdem bin ich nach Grönland gereist und für ein Jahr nach Alaska gefahren; ich habe Wale beobachtet, im Auftrag der US-Luftwaffe nach UFOs gefahndet, mich mit mehreren Geschäftsideen selbstständig gemacht sowie einige Häuser gekauft und wieder verkauft. Ich war auf Geisterjagd in einer englischen Burg, ich habe Tarotkarten auf Esoterikmessen gelegt und in einem kleinen Sportflugzeug einen Looping gedreht. Ich habe mein eigenes Haus geplant und mitgebaut, meinen Garten mit circa 10.000 verschiedenen Blumen angelegt, in einem Tattoo Studio gearbeitet und als Schlagzeugerin in einer Rockband gespielt. Ich habe Zwergpinscher gezüchtet, eine Aus-

bildung zur Feng-Shui-Beraterin absolviert, [...]"
... und so weiter und so fort.

Ja, ich denke, ihr versteht, worauf ich hinauswill?! Der große Unterschied ist, dass diese Person höchstwahrscheinlich aus einem bereits sehr wohlhabenden Elternhaus stammte und sich somit die Freiheit nehmen konnte, nach Geistern zu suchen oder mit Immobilien zu handeln. Gut, es ist nun natürlich nicht ausgeschlossen, dass diese Frau ihre „Scanner"-Stärken sehr effektiv nutze. Vielleicht hat sie es wirklich nur deswegen in etwas mehr als zehn Jahren geschafft, die finanziellen Mittel zu erwirtschaften, um sich all diese Träume zu erfüllen. Dies halte ich persönlich dann aber doch eher für unwahrscheinlich, wenn ich mir ansehe, wie es zunehmend schwieriger für Arbeitnehmende wird, Kapital für so etwas wie Immobilien zu erarbeiten.

Ich möchte euch hier erinnern: Stress macht ADHS-typische Symptome schlimmer. Was erzeugt Stress? Unerfüllte Bedürfnisse. Und was ist ein grundlegendes Bedürfnis von Menschen? – Sicherheit. Besonders finanzielle Sicherheit.

Jetzt überlegt doch mal, was ihr machen würdet, wenn ihr all die stressigen Aufgaben abgeben und euch nur noch den Dingen widmen könntet, auf die ihr Lust habt? Ihr könnt jederzeit Dinge abbrechen, denn es wäre kein großer Verlust. Bei Herausforderungen, die tatsächlich aufgrund der Exekutivdysfunktion beruhen, könntet ihr euch die besten Coaches zurate ziehen und lernen, eure Kreativität und Vielinteresse besser zu managen. Ihr könntet euch Assistenzen einstellen, die euch darin unterstützen, Dinge durchzuziehen und noch so viel mehr.

Daher ist die „Scanner-Persönlichkeit" für mich eine gesellschaftsfähigere Maske für ADHS oder, um es auch rational zu formulieren, ein klassistisches Label für Menschen mit ADHS-Gehirn.

HOCHSENSIBLE PERSONEN – DIE MIT DER „GABE"

Seit Dr. Arons Veröffentlichung ihres Buches „The Highly Sensitive Person – How to Thrive When the World Overwhelms you" gab es sehr viele

Autoren und Autorinnen, die sich inspiriert fühlten, auch Bücher über ihre „Hochsensibilität" zu veröffentlichen.

Auch wenn wir uns auf den verschiedenen Social-Media-Kanälen umschauen, sehen wir immer mehr Menschen, die ihre Lebenserfahrung mit Hochsensibilität sowie erklärende Edukative teilen. Diese basieren meist auf dem Klassiker von Dr. Aron, anderen Ratgebern oder auch der eigenen Wahrnehmung. Außerdem lassen sich fast wöchentlich neue Profile von „Coaches für Hochsensibilität" in den sozialen Medien finden. Diese teilen Tipps, Tricks und haben Coachingangebote, damit Menschen mit ihrer Hochsensibilität ein besseres Leben führen können.

2020 bin ich durch TikTok auf das umstrittene Konzept der Hochsensibilität gestoßen, denn es gab einige Stimmen, die behaupteten, dass es die „reine" Hochsensibilität gar nicht gibt, sondern dass es nur ein behindertenfeindliches Label für Autismus ist. Was an dieser Sache dran ist, war mir ein unstillbares Bedürfnis und es ließ sich nicht so schnell beiseiteschieben. Ich stieß auf die öffentliche Kritik und Stimmen aus der englischsprachigen Autismus-Community, die fordern, dass sich Dr. Aron mit den neusten Erkenntnissen bezüglich Autismus bei Frauen auseinandersetzen sollte. Auch hörte ich des Öfteren von dem Gerücht, dass Dr. Aron die Merkmale von Hochsensibilität von ihren beiden Großneffen ableitete, die später mit Autismus diagnostiziert wurden. Diese Aussage zu verifizieren, gestaltete sich anfangs schwierig, jedoch vergisst das Internet ja nie und durch solche Internetarchive wie „Wayback Machine" lassen sich bereits gelöschte Inhalte von Webseiten aufrufen. Im Januar 2021 war auf Dr. Arons offizieller Homepage „www.hsperson.com" noch ein sehr langer Beitrag über die Differenzierung von Hochsensibilität und Autismus zu lesen. Ab April 2021 war dieser komplett gelöscht und bis heute ist nur eine kurze Stellungnahme zu dem Thema unter den FAQs zu finden. Seit ein paar Jahren heißt es, dass Dr. Aron nicht auf Autismus spezialisiert ist und sich nicht mit den neuesten Erkenntnissen bezüglich Autismus beschäftigt. Vor einigen Jahren beschrieb sie noch im Detail, wie sich Hochsensibilität von Autismus unterscheidet und ist auf die stereotypen Merkmale eingegangen, für die Autismus bekannt ist. Sie beschrieb, dass sehr viele besorgte Eltern auf sie zukamen und sie fragten, ob ihr „hochsensibles Kind" vielleicht doch eher auf dem Autismus-Spektrum ist, da es

Lehrkräfte und Ärzte erwägten. Sie basierte die Differenzierung auf den Kriterien des DSM-V und beschrieb die Unterscheidung in der Verarbeitung von Reizen wie folgt:
„Menschen auf dem autistischen Spektrum haben also eine Hyperreaktivität, aber auch eine Hyporeaktivität [...]. Dies ist auf Probleme bei der ordnungsgemäßen Verarbeitung von sozialen und anderen Informationen zurückzuführen [...]. Im Gegensatz dazu verarbeiten hochsensible Personen und hochsensible Kinder Informationen sehr sorgfältig. Wir können überreizt werden, wenn es zu viel und zu lange gibt, aber wir sind nicht extrem fixiert oder unfähig, je nach den Bedürfnissen des Augenblicks auf andere Reize auszuweichen. Vor allem können wir soziale Signale deuten, es sei denn, wir sind im Moment überreizt, weil wir überstimuliert sind. [...] Manchmal werden Sensibilität und ASS verwechselt, weil das Kind mit einer ASS wenig oder gar nicht in der Lage ist, seine Emotionen zu regulieren, und auch sensible Kinder sind emotionaler als andere Kinder. Aber bei ASS sind diese Verhaltensweisen darauf zurückzuführen, dass Wahrnehmungsreize ständig falsch verarbeitet werden, nicht nur bei Überstimulation."

Auf der Seite erwähnt sie auch ihre beiden Großneffen, von denen sie anfangs dachte, sie sind hochsensible Kinder. Sie waren nach einer langen Reise sehr überreizt, weswegen sie dies vermutete. Dieses Beispiel fasste sie mit den Worten zusammen:

„Aber niemand, der ein Kind oder seine Eltern liebt, möchte über Autismus nachdenken, selbst wenn das betreffende Kind nur genau drei Arten von Lebensmitteln isst oder zwanzig Minuten lang glücklich ist, wenn es nur einem sich drehenden Fahrradrad zusieht. Natürlich wollen wir auch nicht, dass das Gegenteil der Fall ist – dass sensible Kinder fälschlicherweise als autistisch eingestuft werden, weil sie in der Schule oder in einer fremden sozialen Situation als zurückhaltend beobachtet werden."

Auch in diesen Zitaten zeigt sich die Stigmatisierung von Autismus. Niemand möchte also nur einen Gedanken an Autismus haben, denn das wäre anscheinend das Schlimmste, was einem oder dem eigenen Kind zustoßen könnte. Den prägnantesten Unterschied zwischen Autismus und Hochsensibilität belegt sie zuletzt mit einer anekdotischen Geschichte über einen Mann auf dem Autismus-Spektrum, der stereotyp keine Empathie für seinen Sohn zeigen konnte. In guten Fachkreisen bezüglich Autismus und in der Autismus-Community ist bekannt, dass der Mythos „Autistische Menschen haben keine Empathie oder können keine Empathie zeigen“ längst überholt ist. Viele autistische Menschen kennen eher die Erfahrungen von „Hyperempathie“, das bedeutet, so starke empathische Empfindungen zu haben, dass es an Schmerz grenzt. Was wiederum zu Überreizung führt. Zur Erinnerung: Autismus bei Frauen wird immer noch missverstanden, weil es sich anders zeigt als bei Jungs und Männern. Auch wenn dies nicht heißen soll, dass es klar trennbare Geschlechtsunterschiede gibt, denn Autismus ist sehr komplex. Besonders bei weiblich sozialisierten Transmännern oder männlich sozialisierten Transfrauen wird die Identifikation nochmals schwieriger, denn die Sozialisierung hat einen entsprechenden Anteil, wie sich Autismus zeigen könnte.

Bezüglich ADHS und HSP stellt sie schon etwas mehr Informationen zur Verfügung. In ein paar kurzen Absätzen geht sie auf wenige Unterschiede und Gemeinsamkeiten ein. Sie betont, dass sich HSP’s in ruhiger Umgebung gut konzentrieren können, im Gegensatz zu ADHS. Eine Gemeinsamkeit wäre Schüchternheit, die sowohl zu Hochsensibilität passt als auch zu ADHS.

Beim Vergleich der Selbsthilferatgeber, Social-Media-Inhalte und der neuesten Studien zum Thema Hochsensibilität fällt mir meist auf, dass diese Hochsensibilität mit Vehemenz von ADHS und Autismus abzugrenzen versuchen. Selbstverständlich ist nichts falsch daran, bestimmte Merkmale von anderen Neurodivergenzen differenzieren zu können. Gleichzeitig weckt es in mir eine gewisse Skepsis, aus welchen Gründen der Fokus auf der Abgrenzung anstatt auf den Gemeinsamkeiten liegt. Im Hinblick auf den Trend, dass menschliches Verhalten immer mehr pathologisiert wird, verstehe ich die Bemühungen. Darüber hinaus nützt es der Ansicht, dass Hochsensibilität „nur“ ein Persönlichkeitsmerkmal ist und unterstreicht es in seiner Gültigkeit als dieses.

Jeder Mensch kann sich anhand eines Selbsttests als hochsensibel identifizieren und es gibt keine staatliche Stelle, die dies nochmals verifizieren „muss“. Damit steigt die Wahrscheinlichkeit, dass sich manche Menschen in diesem Konzept sehen, obwohl sie in Wirklichkeit eine Persönlichkeitsstörung haben. 2022 untersuchten Emanuel Jauk und Kolleg:innen den

Zusammenhang zwischen Hochsensibilität und der hochempfindlichen narzisstischen Persönlichkeitsstörung. Sie fanden heraus, dass Menschen mit einer höheren Ausprägung von Hochsensibilität auch häufiger Anzeichen für vulnerablen Narzissmus aufwiesen. Dies war insbesondere der Fall, wenn sie über eine geringe emotionale Stabilität verfügten. Hochsensibilität und hypersensibler Narzissmus sind nicht dasselbe, aber es gibt erhebliche Überschneidungen. Die Forscher:innen beobachteten narzisstisches Verhalten in Online-Selbsthilfegruppen und kamen somit auf die Idee, den Zusammenhang zu untersuchen. Jauk erklärte: „Wir möchten betonen, dass wir versuchen, keines der Konstrukte als ‚pathologisch' oder ‚normal' zu betrachten, sondern sie als das zu untersuchen, was sie sind – einschließlich der eher adaptiven Aspekte neben den potenziell problematischeren. Wir glauben, dass nur eine Perspektive, die sowohl erwünschte als auch unerwünschte Eigenschaften der eigenen Persönlichkeit offen gegenüberstellt, ein individuelles Wachstum ermöglicht." Letztendlich ist das Ziel solcher Untersuchungen immer bessere Behandlungsmethoden für Betroffene zu entwickeln.

Menschen, die im Laufe ihres Lebens durch verschiedene Lebensumstände und negative Erfahrungen traumatisiert wurden und eine übermäßige emotionale Sensibilität entwickelt haben, könnten dazu tendieren, sich mit dem Konzept der Hochsensibilität zu identifizieren. Die Persönlichkeitseigenschaft wird von vielen als eine Art „Gabe" angesehen. Die Beschreibungen einiger Autoren und Autorinnen von Selbsthilferatgebern für Hochsensibilität treffen daher auf „fruchtbaren Boden", wenn sie Worte wie „gründlich", „gewissenhaft", „gerecht", „ethisch" und „hochbegabt" benutzen.

Wie sich eine Persönlichkeit ausprägt, ist auch immer damit verbunden, unter welchen Umständen ein Mensch aufwächst. Lasst uns also mal zurück in die Kindheit gehen und uns dazu die interessante Metapher der „Orchideen- und Löwenzahnkinder" anschauen.

ORCHIDEENKINDER UND LÖWENZAHNKINDER

Dr. Bruce Ellis und Dr. Thomas Boyce haben 2008 in ihrer Abhandlung mit dem Namen „Biologische Kontextabhängigkeit" eine florale Metapher gefunden, warum manche Menschen empfindlicher auf ihre Umgebung reagieren als andere. Das genetische Konzept, dass manche Menschen und besonders Kinder eine erhöhte Sensibilität auf ihre Umwelt zeigen, beschrieben sie mit „Orchideen- und Löwenzahnkindern". „Orchideenkinder" reagieren Untersuchungen zufolge sehr empfindlich auf ihre Umgebung und benötigen besonders viel Aufmerksamkeit und Unterstützung. Wie Orchideengewächse benötigen sie eine sorgfältige Pflege und spezielle Umwelt, um zu gedeihen und ihr außerordentliches Potenzial zu entwickeln. „Löwenzahnkinder" hingegen sind widerstandsfähiger und können in einer Vielzahl von Umgebungen und Situationen gedeihen. Wie Löwenzahn haben diese Kinder das Potenzial, in fast jedem Umfeld zu gedeihen und sich entsprechend anzupassen. Sie benötigen weniger spezifische Betreuung und Umsorgung als Orchideenkinder. Bei ihrer Forschung erkannten sie, dass Orchideenkinder, wenn sie in einer mehr oder minder schlechten Umwelt aufwachsen, besonders viele psychische und körperliche Erkrankungen entwickelten. War das Umfeld jedoch sehr bedürfnisgerecht und nahezu perfekt, waren sie sogar viel gesünder als andere Kinder. Auch Ellis und Boyce kamen bei ihren Untersuchungen auf ein Vorkommen dieser ausgeprägten Sensitivität von 15 bis 20 %, wie Elaine Aron bei Hochsensibilität. Dies fanden sie im Austausch mit anderen Forschern, die ähnliche Phänomene bei Rhesusaffen beobachteten.

2015 wurde im „Journal of Policy Analysis and Management" eine neue Studie veröffentlicht, die sich der Thematik annahm, ob Genetik die Reaktion auf komplexe Verhaltensinterventionen vorhersagen kann. Laut dem führenden Wissenschaftler Dustin Albert entwickelten 75 % der „Orchideenkinder" mit der Genvariante NR3C1 bis zum Alter von 25 Jahren psychische Probleme. Zu diesen gehören Drogenmissbrauch, Aggression und antisoziale Persönlichkeitsstörung. Albert untersucht auch Zusammenhänge zwischen der Stressbelastung in der Kindheit und epigenetischen Veränderungen von Genen.

Verbinden wir nun die Erkenntnisse, fügt sich folgendes Bild zusammen: Hochsensible Menschen haben nicht nur eine erhöhte Sensitivität auf äußere Reize, sondern auch bemerkenswerte Fähigkeiten im Bereich von Musik und Kunst. Wenn hochsensible „Orchideenkinder" in einem Umfeld aufwachsen, welches perfekt auf ihre Bedürfnisse angepasst ist und ihnen viele Chancen bietet, können aus ihnen Menschen mit außerordentlichen Fähigkeiten werden, die sehr erfolgreich sind. Besonders der Faktor Finanzen trägt hierzu bei, da Menschen mit größeren finanziellen Möglichkeiten spezielle Bedürfnisse besser stillen können.

Im folgenden Kapitel findet ihr eine lange Liste an berühmten Personen mit offizieller ADHS-Diagnose. Besonders die Gemeinsamkeiten mit Hochsensibilität nach Elaine Aron sind hier sichtbar. Nach Aron haben hochsensible Menschen ein feineres Gespür für Musik und Ästhetik, sind sehr kreativ und haben einen ausgeprägten Gerechtigkeitssinn. Nicht nur im Bereich Musik und Schauspiel können sie ihre Fähigkeiten einsetzen und Millionen begeistern. Einige sind auch als Botschafter für internationale Organisationen wie die UN (Emma Watson) oder UNICEF (Danny Glover) unterwegs.

BERÜHMTE MENSCHEN MIT DER NEURODIVERGENZ „ADHS"

Berühmte Menschen mit öffentlich bekannter ADHS-Diagnose finden sich vornehmlich im Unterhaltungssektor, im musikalischen Bereich und im Sport.

- *Anissa „Anni The Duck" Baddour, deutsche YouTuberin, Streamerin*
- *Capital Bra (Vladislav Balovatsky), Rapper*
- *Diane Kruger, Schauspielerin*
- *Eckart von Hirschhausen, Arzt, Autor & Comedian*
- *Sascha Lobo, Blogger, Autor & Journalist*
- *Till Brummer, Songschreiber & Bassist der Band Kraftklub*
- *Titus Dittmann, Skateboardpionier*
- *Alfie Allen, Schauspieler (Game of Thrones)*
- *Ashley & Mary-Kate Olsen, Schauspielerinnen*
- *Britney Spears, Popsängerin*
- *Channing Tatum, Schauspieler & Model*

- *Danny Glover, Schauspieler & UNICEF-Sonderbotschafter*
- *Felix Lobrecht, Comedian*
- *Emilia Clarke, Schauspielerin*
- *Emma Watson, Schauspielerin*
- *Jackie Chan, Stuntman & Schauspieler*
- *Jamie Oliver, TV-Koch*
- *Jessica Alba, Schauspielerin*
- *Justin Timberlake, Popsänger & Schauspieler*
- *Melissa Joan Hart, Regisseurin & Schauspielerin*
- *Megan Fox, Schauspielerin & Model*
- *Michael Jordan, ehemaliger Basketballspieler & Unternehmer*
- *Michael Phelps, Schwimmer (23-mal Gold bei Olympia)*
- *Michelle Rodriguez, Schauspielerin & Synchronsprecherin*
- *Mila Kunis, Schauspielerin*
- *Richard Branson, Unternehmer*
- *Robin Williams, Schauspieler & Komiker*
- *Salma Hayek, Schauspielerin*
- *Serena Williams, Tennisspielerin*
- *Sylvester Stallone, Schauspieler & Filmregisseur*
- *Taylor Swift, Sängerin*
- *Will.I.Am (William James Adams), Rapper & Hip-Hop-Produzent*
- *Will Smith, Schauspieler, Filmproduzent & Rapper*
- *Woody Harrelson, Schauspieler*
- *Zooey Deschanel, Schauspielerin & Sängerin*

ADHS VERSTEHEN: DER A-Z DEEP DIVE

In diesem Kapitel möchte ich euch ganz spezifische Herausforderungen, die wir Menschen im modernen Alltag mit unserem ADHS-Gehirn haben, aufzeigen. Die wenigsten wissen um die Tragweite, wie uns unser Gehirn im Alltag behindern kann.

In dieser Übersicht sind die häufigsten ADHS-Symptome anhand der Herausforderungen im Alltag aufgelistet.

MERKMALE & AUSWIRKUNGEN IM ALLTAG

Für viele von uns neurodivergenten Personen bringt das Leben in einer neurotypischen Welt eine Fülle von Herausforderungen mit sich. Einige dieser Herausforderungen sind so subtil, dass wir sie vielleicht nicht einmal bemerken oder uns daran gewöhnt haben, mit ihnen zu leben. Andere sind so offensichtlich, dass sie uns jeden Tag vor Augen geführt werden. In jedem Fall können diese Schwierigkeiten eine enorme Belastung darstellen. In diesem Kapitel möchte ich euch von A-Z aufzeigen, wie der Alltag mit einem ADHS-Gehirn aussieht.

A-C: VON ABLEISMUS BIS COMPUTERSPIELE

ABLEISMUS

Der Begriff kommt aus dem Englischen und ist „das Fachwort für die ungerechtfertigte Ungleichbehandlung („Diskriminierung") wegen einer körperlichen oder psychischen Beeinträchtigung oder aufgrund von Lernschwierigkeiten." Besonders hochmaskierende neurodivergente Menschen, die erst im Erwachsenenalter eine Diagnose erhalten, sind bereits seit Kindheit von Kritik und Diskriminierung aufgrund ihrer Neurodivergenz betroffen. Dies zeigt sich z. B. in Aussagen wie:

- „Es ist so einfach. Das solltest du in deinem Alter schon können."
- „Du bist einfach nur faul."

- „Du musst dich einfach mal mehr anstrengen. Die anderen schaffen es doch auch."
- „Rede dich nicht immer heraus, nur weil du keine Lust hast."
- „Konzentriere dich einfach mehr."
- „Musst du dich immer so benehmen? Reiß dich doch mal zusammen und verhalte dich wie eine Erwachsene!"

Neurologische Unterschiede in der Funktionsweise des Gehirns sind von außen nur durch das Verhalten sichtbar. Und da Menschen mit ADHS-Gehirn zu einer Neuro-Minderheit gehören und „neurotypische" Menschen den gesellschaftlichen Standard setzen, erfahren wir Diskriminierung. Da das Konstrukt ADHS noch Jahrzehnte benötigt, um als „normale" Varianz der neurokognitiven Funktionen der Spezies Mensch behandelt zu werden, ist es eine Behinderung. Schaut euch hierzu das Kapitel „ADHS von A-Z" und den Abschnitt „Soziales Modell der Behinderung" an.

ABLEHNUNGS- UND KRITIK-DYSPHORIE (ENGL. RSD-SENSITIVE DYSPHORIA)

Der amerikanische Psychiater Dr. William W. Dodson prägte den Begriff „RSD" aus den Beobachtungen seiner ADHS-Patient:innen. Laut seinen Beschreibungen ist Rejection Sensitive Dysphoria ein ADHS-spezifisches Phänomen, bei dem Betroffene durch Kritik und Ablehnung starke emotionale und psychische Schmerzen verspüren. Als deutschen Begriff verwende ich „AKD", also die Ablehnungs- und Kritikdysphorie.

Da wir seit der Kindheit Diskriminierung erfahren und unser Verhalten ständig kritisiert wird, entwickelt sich diese spezielle Art der Angst. Diese Angst kann sich in den schlimmsten Fällen sogar zu einer Borderline- oder narzisstischen Persönlichkeitsstörung entwickeln. Bei der AKD (RSD) haben wir wieder ein Zusammenspiel von verschiedenen Faktoren:

- die sensiblere Amygdala (Emotionszentrum, was wiederum stärker bei solch einer Art von zwischenmenschlicher Reaktion auf uns reagiert)
- stete Kritik unserer Mitmenschen, angefangen bei Eltern/Familie, Lehrkräften, Bekannten sowie auch Fremden, dass alles, was wir

machen und was wir sind, falsch bis hin zu verachtenswert ist
- Unverständnis unserer Umwelt für unsere Wahrnehmung, Gefühle und unser Verhalten

Besonders in westlichen Kulturen, in denen Gehorsam, Disziplin und Hierarchiefolgsamkeit an hoher Stelle stehen, werden Kinder mit AD(H)S stark reglementiert & kritisiert. Dies hat verheerende, negative Auswirkungen auf den Selbstwert. Nach einer Hochrechnung von W. Dodson bekommen Kinder mit AD(H)S allein in der Schule, bis zum Alter von zehn Jahren, ca. 20.000 korrigierende oder negative Kommentare.

Beispiele: „Sei leise!", „Benimm dich!", „Reiß dich zusammen!", „Hör auf rumzuspielen!", „Hör zu!", „Du bist anstrengend!", „Du bist zu wild!", „Nicht träumen!", „Geh weg!".

ABLENKBARKEIT

Dies ist ein Kern-Merkmal der Funktionsweise des ADHS-Gehirns. Wenn wir „langweilige" oder eintönige Arbeiten verrichten oder generell ein Dopamindefizit haben, werden wir von externen Reizen sowie aber auch unseren eigenen Gedanken in unserer Konzentration gestört und werden davon abgelenkt. Die Ablenkbarkeit ist auf den neurologischen Fokus von Dopamin und unsere Exekutivfunktionen zurückzuführen.

BEISPIEL: HAUSHALT ERLEDIGEN

Damit wir es bei der Haushaltserledigung nicht so langweilig haben, entscheiden wir etwas nebenbei bei Spotify oder YouTube etc. zu hören. Plötzlich sind aber bereits 45 Minuten vergangen, weil wir in der Erstellung einer Playlist mit Musik oder Podcast-Folgen versunken sind. Wir wurden vom Vorhaben, den Haushalt zu machen, also abgelenkt.

BEISPIEL: EINKAUF VERRÄUMEN

Wir kommen mit vollen Einkaufstaschen nach Hause und sehen eine E-Mail-Benachrichtigung auf unserem Handy. Auf diese wollen wir fix antworte, aber sehen noch weitere Mitteilungen anderer Apps. Darauf folgt der Impuls, diese zu checken, ob es neue Likes oder Kommentare gibt. Und plötzlich sehen wir das 20. Reel oder TikTok. Das Eis in unserer Tasche ist geschmolzen. Wir ärgern uns und verfluchen unsere Impulsivität und Ablenkbarkeit.

Wenn du selbst ein ADHS-Gehirn besitzt, musst du sicher bei den Beispielen schmunzeln, denn das ist dir höchstwahrscheinlich schon mehrmals passiert. Was sind aber die Vorteile von Ablenkbarkeit? Ja, richtig, wir können es auch umformulieren. Wir sind nicht ablenkbar, sondern unsere Aufmerksamkeit richtet sich ganz automatisch auf das, was jetzt im Moment interessant erscheint.

Laut der „Jäger-Bauer-Theorie" kann das vor Urzeiten ein evolutionärer Vorteil gewesen sein. Vielleicht waren diejenigen mit ADHS-Gehirn für die Sicherheit der Gruppe zuständig. Denn vor mehreren Zehntausend Jahren, als unsere Umwelt noch sehr feindlich war und wir jederzeit einem Säbelzahntiger als Beute dienten, war das sicher eine Fähigkeit, die das Überleben optimal sichern konnte. Auch die Einschlafprobleme von Menschen mit ADHS-Gehirn könnten daher ein Überbleibsel der Evolution sein. Gehörst du auch zu den Nachteulen? Bist du abends und nachts auch produktiver und kommst besser in deinen Flow? Ja, richtig, das hat auch etwas mit deinem ADHS-Gehirn zu tun.

Nur blöd, dass wir im 21. Jahrhundert leben und irgendwer vor hunderten von Jahren entschieden hat, dass es „normal" ist, nachts zu schlafen und ein Arbeitstag von acht Stunden zu haben.

AFFEKTHANDLUNGEN

Jeder Mensch reagiert irgendwann in seinem Leben mal aus dem Affekt heraus. Bei ADHS-Gehirnen ist es jedoch viel häufiger und schwieriger zu kontrollieren. Affekthandlungen können emotional motiviert sein, vor allem durch die Emotion Wut. Da unsere Amygdala, das Emotionszentrum und die „Kontrollzentrale" unseres Gehirns, kleiner ist und die Exekutivfunktionen oft einschränkt, kommt es zu so einem Verhalten. Impulsiv-emotionale Affekthandlungen können das Leben schwer beeinträchtigen. In einer Meta-Analyse von 42 Studien wurde herausgefunden, dass die Prävalenz von ADHS bei inhaftierten Jugendlichen um das Fünffache (30,1 %) und bei inhaftierten Erwachsenen um das Zehnfache (26,2 %) erhöht ist.

AKZEPTANZ DER NEURODIVERGENZ

Wenn man im Erwachsenenalter erkennt, dass man angeboren neurodivergent ist, kann das mit sehr vielen Emotionen einhergehen. Egal, ob selbst evaluiert oder professionell diagnostiziert, zu verstehen, dass das eigene Gehirn ein wenig anders funktioniert als das der meisten Menschen, kann erleichtern, aber auch traurig machen.

HIER EIN TEIL MEINES PROZESSES:
Ich erinnere mich an die ersten euphorischen Gefühle, als ich das fehlende Puzzleteil gefunden habe, warum ich mich so viele Jahre meines Lebens so anders und unverstanden fühlte. Ich war erleichtert, weil ich mich plötzlich nicht mehr wie ein Alien auf einem fremden Planeten fühlte, sondern wusste, dass es ganz viele da draußen gibt, die so denken und funktionieren wie ich. Leider kamen dadurch auch Gefühle von Trauer und Wut. Der Prozess der Erkenntnis und Akzeptanz ist ähnlich dem der „Fünf Phasen der Trauer". Natürlich fragte ich mich „Was wäre, wenn ...?" Ich war auch wütend über so viele Situationen in meinem bisherigen Leben, in denen mir meine Wahrnehmung abgesprochen wurde. Ich war gleichzeitig auch dankbar für all die Menschen in meinem Leben, die mich so lieben, wie ich bin. Ich war auch dankbar für all die Erfahrungen, die ich gemacht habe, gute wie schlechte. Nur diese Erfahrungen haben mich hierher gebracht und mich dazu geführt, anderen Betroffenen zu helfen, sie zu inspirieren und ihnen Mut zu geben.

ALEXITHYMIE (GEFÜHLSBLINDHEIT)

Das Persönlichkeitsmerkmal „Gefühlsblindheit" wird in der Fachwelt Alexithymie genannt. Hierbei hat eine Person Schwierigkeiten, ihre eigenen Emotionen und die anderer zu erkennen, auszudrücken und zu beschreiben. Menschen mit Alexithymie können oft nicht genau sagen, was sie fühlen oder warum sie es fühlen. Sie haben Schwierigkeiten, ihre Gefühle zu verbalisieren und haben möglicherweise eine eingeschränkte Vorstellungskraft für emotionale Erfahrungen. Eine Tendenz zu Alexithymie ist auch bei autistischen Menschen zu finden. Funfact: Daher rührt womöglich auch der Mythos, dass Menschen mit Autismus keine Empathie haben. Studien haben ergeben, dass autistische Menschen, die keine

Schwierigkeiten haben, ihre Gefühle zu erkennen, auch keine Probleme haben, sie bei anderen zu erkennen. Somit haben viele auch keine Herausforderungen mit sozialer Empathie.

Diese Schwierigkeiten, die eigenen Emotionen zu erkennen und auszudrücken, können zu einer erhöhten Stressbelastung und einer Schwierigkeit bei der sozialen Interaktion führen. Dies kann auch zu einer höheren Wahrscheinlichkeit von Angstzuständen, Depressionen und anderen psychischen Problemen führen. Auch hier ist wieder zu betonen, dass neurodivergente Menschen lernen können, ihre Emotionen besser zu verstehen und zu kommunizieren. Ein guter Zugang zu den eigenen Emotionen kann das Wohlbefinden verbessern und hilft dabei, auch die Beziehungen zu anderen Menschen zu pflegen.

ALKOHOL

Menschen mit ADHS-Gehirn verwenden oft Alkohol als Bewältigungsstrategie, um sozialer zu sein, Stress zu regulieren und sich nicht mit ihren eigenen Gedanken auseinandersetzen zu müssen. Aufgrund ihrer ausgeprägten Impulsivitätsneigung haben viele Menschen mit ADHS größere Herausforderungen, wenn es um Alkoholkonsum geht. Alkohol aktiviert das Belohnungssystem im Gehirn. Es hängt mit Dopamin zusammen, da unsere Gehirne mehr Reize benötigen, um Dopamin auszuschütten.

Es ist möglich, dass Menschen mit ADHS nicht aufhören können, Alkohol zu konsumieren, wenn sie einmal angefangen haben, sei es an einem Tag oder generell. Alkohol wird auch oft verwendet, damit wir den Stress durch unsere Umwelt bewältigen können. Stress bezieht sich hierbei auf die Reize, die auf uns einprasseln, wie laute Musik auf Partys oder bei zu vielen gleichzeitigen Gespräche. ADHS-Gehirn-Besitzer:innen nutzen Alkohol auch, um das Chaos in ihrem Kopf abzuschalten oder um emotionalen Schmerz zu verarbeiten.

Da ADHS-Neurodivergente generell sensibler auf Reize reagieren und zusätzlich mit Gefühlen von Scham oder den Auswirkungen fast täglicher beleidigender Kommentare konfrontiert sind, ist die Wahrscheinlichkeit höher, dass sie eine Alkoholabhängigkeit entwickeln. Eine Diagnose ist daher von großer Bedeutung, da sie dazu beitragen kann, zu analysieren, zu welchem Zweck Alkohol in der Vergangenheit verwendet wurde und gesündere Wege zu finden. Auch ich habe früher Alkohol oft als Kompensationsstrategie benutzt. Bei Konzerten oder auf Partys half er zur Betäubung bei der einprasselnden Reizflut, aber auch mit Emotionen wie Angst und der Ablehnungs- und Kritikdysphorie. Seit ich den Zusammenhang begriffen habe, ist mein Alkoholkonsum viel achtsamer geworden, auch wenn ich in neuen Situationen besonders aufpassen muss, aufgrund der Tendenz meines Gehirns zur Impulsivität und „Übertreibung".

ALLES-ODER-NICHTS

Das könnte das Lebensmotto von vielen ADHS-Gehirn-Besitzer:innen sein. Warum ist das so? Unser neurodivergentes Gehirn funktioniert oft wie ein Schalter: entweder an oder aus. Es gibt nichts dazwischen. Das Alles-oder-nichts-Prinzip stammt aus der Biologie und beschreibt die Erregung einer Nervenzelle, wobei das Aktionspotenzial, auch genannt Schwellenpotenzial durch einen Reiz überwunden werden muss, bevor die Nervenzelle reagiert. Und so spiegelt sich dieser Sachverhalt auch in unserem Verhalten. Entweder wir haben jetzt im Moment genau das nötige Dopamin, also die Motivation und Energie für die Aufgabe oder eben nicht. Bei langweiligen Routinen ist das meistens nicht der Fall. Oft ist es auch so, dass wir uns denken „das mach' ich lieber gleich, nachher habe ich es bestimmt wieder vergessen". So sind wir zwar regelmäßig im Multitasking Modus, dies bedingt aber, dass wir uns auf wesentliche und wichtige Dinge selten komplett konzentrieren können. Wo kommt uns dieses Phänomen in die Quere? Das können Kleinigkeiten im Alltag sein, wie „mal schnell" noch die Blumen zu gießen, bevor ich zum Bus rennen muss oder „mal schnell" die drei E-Mails beantworten. Das Alles-oder-nichts-Prinzip bei ADHS ist ein Mix aus Ablenkbarkeit, Impulsivität und Vergesslichkeit. In den unpassendsten Momenten fallen uns Dinge auf (Ablenkbarkeit), bei denen wir plötzlich den Impuls verspüren (Impulsivität), eine Aktion auszuführen, denn wir wissen, dass wenn wir es nicht SOFORT machen, wir wieder vergessen und den negativen Konsequenzen dadurch aus dem Weg gehen (Vergesslichkeit).

ANTWORTEN AUF TEXTNACHRICHTEN:

Auch hier greift das Alles-oder-nichts-Prinzip, denn entweder wir sehen deine Nachricht, wissen sofort und ganz genau, was wir antworten wollen und reagieren innerhalb weniger Sekunden oder es kann passieren, dass wir uns unsere Antwort überlegen, uns vorstellen, wie wir sie eintippen und dann die Handlung nicht ausführen. Innerhalb eines Wimpernschlags können wir entweder abgelenkt werden oder vergessen, was wir eben tun wollten, nur weil wir kurz in ein anderes Programm gewechselt sind (z. B. um den Kalender zu checken).

ANGSTSTÖRUNG

Da eine Angststörung und ADHS von außen sehr ähnlich aussehen können, aber gleichzeitig viele Überschneidungen haben, ist eine intensive Diagnostik unabdingbar, um die richtige Diagnose und Behandlung zu erhalten. Zum Beispiel äußert sich eine generalisierte Angststörung auch in Schreckhaftigkeit sowie kurzweiligen physischen Auswirkungen wie erhöhtem Blutdruck und Schlafstörungen. Diese Symptome haben bei ADHS aber einen anderen Hintergrund. Ist eine Person schreckhaft, weil sie vielleicht eine posttraumatische Belastungsstörung hat und an jeder Ecke Gefahr spürt oder kommt die Schreckhaftigkeit durch die sensiblere auditive Verarbeitung von Geräuschen und entsprechenden Schmerzreizen beim Hören dieser? Fühlt sich die Person nur in bestimmten Umgebungen unwohl oder durch den Gedanken an eine Situation oder ist die Ursache, der Stress, ADHS-typisches Verhalten zu unterdrücken, was zu erhöhten Herzschlag und Blutdruck führen kann? Kommen die Schlafstörungen durch eine ständige Angst vor Menschen oder Situationen oder dadurch, dass das Gehirn ständig Ideen produziert? Dies müssen also nicht Grübeleien und Sorgen sein wie bei einer Angststörung, sondern können Gedanken zu allen möglichen Dingen sein oder wie man so schön sagt: „Über Gott und die Welt".

Menschen mit ADHS-Gehirn haben oft eine begleitende generalisierte Angststörung oder oft auch Sozialphobie. Für die Angst bezüglich Ablehnung und Kritik entwickelte sich aus der Community der Begriff „Rejection Sensitive Dysphoria", kurz RSD. Für den deutschen Sprachgebrauch verwende ich den Begriff „Ablehnungs- und Kritikdysphorie" oder abgekürzt AKD. Siehe auch den Beitrag dazu unter „Ablehnungs- und Kritikdysphorie". Wir sehen also, es ist gar nicht so leicht zu differenzieren, welches Verhalten durch die Angststörung ausgelöst wird und welches durch die ADHS-Gehirn-Funktionsweise.

ANWEISUNGEN

Mündliche Anweisungen zu verarbeiten, ist für ein ADHS-Gehirn manchmal eine sehr herausfordernde Aufgabe – bevor die eigentliche Aufgabe überhaupt beginnt. Welche Elemente spielen hier eine Rolle?

- auditive Wahrnehmungs- und Verarbeitungsstörung
- Konzentration vs. Ablenkbarkeit
- Verarbeitungsgeschwindigkeit des Gehirns
- Arbeitsgedächtnis

Durch die AWVS können manche Informationen nicht sofort richtig verarbeitet und entschlüsselt werden. Unser Gehirn benötigt dann entsprechend mehr Zeit, das Gesagte zu entschlüsseln, vor allem, wenn wir durch externe Stimuli wie Lärm oder irgendwelche anderen Dinge, die ablenkend wirken können, vereinnahmt werden. Die Vortragsweise der Informationen spielt hierbei auch eine große Rolle. Wenn jemand besonders langsam spricht, weil die Person denkt, dieser Vorgang wäre besonders hilfreich, um die komplexen Sachverhalte zu verstehen, könnte es für ADHS-Gehirne genau den gegenteiligen Effekt haben. Da sie Informationen schneller verarbeiten, muss die Darreichung auch entsprechend angepasst werden. Dies ist zum Beispiel auch ein Grund, warum wir YouTube-Videos oder Podcasts auf der 1,5- bis 2-fachen Geschwindigkeit anhören, da wir so besser dabeibleiben können. Außerdem erklärt das auch, warum unerkannte ADHS-Gehirn-Besitzer:innen auf TikTok bei meinen Videos hängen bleiben und gern zuhören, da mein schnelles Sprechen für sie angenehm ist. Für neurotypische Menschen, aber auch manche (nur) autistischen Menschen ist das häufig zu rasant. Lies dazu auch den Beitrag zu „Schnelles Sprechen".

Zuletzt haben wir auch durch unser Arbeitsgedächtnis erhebliche Probleme, Informationen zu behalten. Wenn wir also die ersten drei Schritte gehört und verstanden haben und dann die letzten drei Punkte der Anweisung hören, kann es sein, dass die ersten drei bereits wieder gelöscht wurden. Dies bringt regelmäßig Probleme im Zwischenmenschlichen. Eltern und Lehrkräfte könnten uns ermahnen, „mal richtig zuzuhören!", da sie nicht wissen, dass unser Gehirn die Informationen anders verarbeitet als ihres.

ARBEITSGEDÄCHTNIS

Das Arbeitsgedächtnis bei ADHS-Gehirnen ist zu Teilen eingeschränkt und man könnte meinen, es hat den RAM eines 1997 Dell-Computers.

Das Arbeitsgedächtnis ist für die kurzzeitige Speicherung von Informationen zuständig, wie zum Beispiel, wenn du einen Code, den du per SMS bekommst, eingibst, um dich irgendwo einzuloggen oder zum Beispiel, wenn du die Telefonnummer von jemandem in dein Handy tippst, die dir soeben genannt wurde. Da das Arbeitsgedächtnis vor allem beim Lesen und Kopfrechnen notwendig ist, liegt es nahe, warum Menschen mit ADHS oft eine Dyslexie oder Dyskalkulie als Begleiterscheinung haben.
Das ADHS-Arbeitsgedächtnis ist auch oft dafür verantwortlich, dass wir von unseren Mitmenschen als dumm oder ignorant wahrgenommen werden. Wenn wir mitten im Satz vergessen, was wir sagen wollten oder wenn wir direkt, nachdem uns jemand etwas mitgeteilt hat, nochmals nachfragen müssen, denken die meisten Menschen nicht „Ah, sie hat wohl Probleme mit dem Arbeitsgedächtnis!", sondern eher „Ah, sie ist ganz schön blöd/desinteressiert."

Jeder Mensch hat hin und wieder kleine Alltagsherausforderungen mit dem Gedächtnis, aber bei ADHS ist das eben ständig. Wir werden stets deswegen kritisiert und beginnen schon in der Kindheit an uns zu zweifeln. Und wir zweifeln nicht an unserem Organ, dem Gehirn, sondern an uns als Mensch. Denn alle anderen können das ja auch, wenn sie sich nur mal richtig anstrengen. Und wir sollten das ja auch können. Die unsichtbare Behinderung, die wir haben, wird nicht als diese gesehen, sondern als persönliche Verfehlung, als persönliches Versagen.

PHONOLOGISCHE SCHLEIFE:

Die phonologische Schleife ist nach Baddeley ein Teil des Arbeitsgedächtnisses und zuständig für die Verarbeitung von sprachlichen Signalen. Die Kapazität dieses Teils ist auf 1,5–2 Sekunden begrenzt. Informationen, die mit dem Gehör aufgenommen werden, verbleiben über diese Zeitspanne hinaus in einem phonetischen Speicher und werden innerlich mehrfach wiederholt, damit das Gehirn damit arbeiten kann. Wenn wir bedenken, dass ein ADHS-Gehirn eine erhöhte Reizoffenheit besitzt, kann verstanden werden, dass mehrschrittige Anweisungen schnell vergessen werden.

Bsp.: Wenn du einem neurodivergenten Familienmitglied aufträgst, Papierkram wegzuräumen, Wäsche aufzuhängen und danach den Tisch zu decken, kann es passieren, dass eine der Aufgaben untergeht. Die Person setzt sich vielleicht bereits nach dem Wäscheaufhängen wieder auf die Couch oder vergisst diesen Punkt und macht nur die Zeitungen und den Tisch. Die Person möchte dich nicht ärgern oder ist faul, sondern hat eben nicht so viel Speicher gehabt, alles zu verarbeiten und danach zu handeln.

VISUELL-RÄUMLICHER NOTIZBLOCK:

Dieser Teil des Arbeitsgedächtnisses ist für das Arbeiten mit visuellen Eindrücken verantwortlich. Er ermöglicht es Menschen, „Objekte anhand einer Vorlage oder aus dem Gedächtnis zu zeichnen, die räumlichen Proportionen zwischen verschiedenen Objekten abzuschätzen oder Stadtpläne und Straßenkarten zu lesen und zu nutzen." (Stangl, 2022).

Dies kann unter anderem ein Grund sein, warum viele Menschen mit ADHS-Gehirn unzählige Schwierigkeiten im Alltag haben, angefangen beim Autofahren oder Einparken bis hin zur Koordination oder auch Übertragung von Daten in ein anderes Medium (z. B. Einpflegen von Zahlen von Papier in eine Exceltabelle). Oder sei es bereits die Umsetzung einer Bastelanleitung, wie z. B. bei Origami, um zwei bis drei Schritte zusammenzufassen. Auch hier haben wir mal wieder einen Grund, warum Menschen mit ADHS-Gehirn schon von klein auf entmutigt werden, wenn sie bei solchen Aufgaben ständig schlechter sind als alle anderen. Auf alle ADHS-neurodivergenten Menschen kann das selbstverständlich nicht bezogen werden, denn es gibt auch diejenigen, deren Interesse auf genau solche Dinge fällt und die dann sogar bedeutend kompetenter sind als neurotypische Menschen. Solange sie nur intrinsisch in diesen Bereichen motiviert sind, kann das auch zur Stärke werden.

AUFRÄUMEN

Aufräumen oder Ordnung halten, ist für Menschen mit ADHS-Gehirn oft eine größere Herausforderung. Egal, ob neurotypisch oder ADHS-neurodivergent, ich denke, den wenigsten machen diese alltäglichen Aufgaben Spaß. Versteht mich nicht falsch, es kann auch Momente geben, in denen wir es lieben aufzuräumen, neue Systeme zu entwickeln, alles in neue Kategorien zu packen, aber sobald diese Systeme implementiert sind, wird es wieder langweilig und zunehmend schwieriger, kein Chaos entstehen zu lassen.

Mit folgenden Punkten lassen sich die Herausforderungen, die wir mit Aufräumen haben, erklären: Es ist ein Mix aus Blindheit durch Unaufmerksamkeit, fehlende Objektpermanenz, Probleme der Exekutivfunktionen und Probleme der Fähigkeit, Zeit einzuschätzen.

BLINDHEIT DURCH UNAUFMERKSAMKEIT:
In unserem stressigen Alltag sehen wir oft nicht, wie viel Kram und „Klimbim" herumliegt oder sich irgendwo schon wieder angesammelt hat. Da unsere Aufmerksamkeit auf anderen Dingen liegt, besitzen wir keine mentalen Ressourcen, uns auch noch darum zu kümmern, dass unsere Wohnung aussieht wie aus einem IKEA-Katalog. Beispiele können die Deadline des nächsten Projektes, finanzielle Sorgen, Missverständnisse und Reibereien in der Familie oder alles bezüglich der Erziehung und des Managements von unseren Kindern sein. Stress verschlimmert ADHS-Symptome und das ist eines davon. Ohne Stress und z. B. Zeitdruck würden wir sicher auch viel besser Ordnung halten können.

FEHLENDE OBJEKTPERMANENZ:
Da wir bereits viele Erfahrungen gesammelt haben, dass wir etwas nicht gefunden haben, da wir es „besonders gut wegpacken, damit es nicht

wegkommt", halten wir intuitiv Dinge offen sichtbar, damit wir sie nicht vergessen. Ein großes (und sehr belastendes) ADHS-Phänomen ist das „aus den Augen aus dem Sinn". Unser Arbeitsgedächtnis hat nicht die Kapazität, die Information ständig bereitzuhalten, dass wir die Rechnung, die wir in den nächsten drei Tagen unbedingt bezahlen müssen, in die oberste Schublade im Flur gelegt haben. Ist die Rechnung nicht sichtbar und wir machen nicht zufällig die Schublade auf, kann es Wochen dauern, bis eventuell ein anderer seltsamer Fakt im Gehirn vorbeischwimmt und uns an die Rechnung in der Schublade denken lässt. Durch dieses intuitive Verhalten entstehen die ADHS-typischen „Doom Piles". Das sind Haufen von Gegenständen oder Papierkram, die wir in Ecken von Räumen oder auch auf Tischen oder Stühlen anlegen, um sie „später mal ordentlich aufzuräumen".

PROBLEME DER ZEITEINSCHÄTZUNG:
Da wir oft Probleme haben, ad hoc einschätzen zu können, wie lange etwas dauert, kann auch Chaos entstehen. Das ist unter anderem auch ein Problem aufgrund der Exekutivfunktionen. Auch haben wir ein sehr schlechtes Gefühl, wie viel Zeit bereits vergangen ist, seitdem wir das letzte Mal bewusst an ein Datum oder vergangene Zeit gedacht oder es reflektiert haben. Wir machen vielleicht einen „Doom Pile", weil wir uns vornehmen, diesen am Wochenende zu beseitigen, aber dann kommt die „Ablenkbarkeit". Plötzlich sind andere Dinge viel wichtiger oder spannender als aufzuräumen und wir vergessen unser Vorhaben. Und schlagartig sind drei Monate vergangen und der Kram liegt immer noch herum. Auch haben wir Probleme, die Zeit einzuschätzen, wie lange die Tätigkeit wohl dauern wird. Wenn wir nicht auf einen Blick abschätzen können, wie viel Zeit dafür wohl draufgehen wird, sträubt sich unser Gehirn auch intuitiv dagegen und wir schieben es immer wieder auf.

PROBLEME DER EXEKUTIVFUNKTIONEN:
Die Exekutivfunktionen sind unter anderem für die Planung, Organisation und Priorisierung von Gedanken und Handlungsabläufen zuständig. Da wir durch ein Dopamindefizit genau damit Probleme bekommen, sind auch „einfache" Aufgaben wie Aufräumen für uns manchmal unlösbare Aufgaben. Da die wenigsten beigebracht bekommen haben, wie man systematisch aufräumt, kann es im Erwachsenenalter zu solchen Heraus-

forderungen kommen. Wir sind nicht faul, schlampig oder gewissenlos, weil wir nicht aufräumen. Unsere Gehirnchemie und Kognition hindert uns im wahrsten Sinne des Wortes daran.

AUDITIVE WAHRNEHMUNGS- UND VERARBEITUNGSSTÖRUNG AWVS

Eine AWVS tritt häufig mit einer ADHS auf. Aus diesem Grund wird im Kindesalter zum Beispiel auch daran gedacht, dass das Kind Probleme mit dem Hören hat. Natürlich nicht nur deswegen, sondern auch, weil wir zum Beispiel im Hyperfokus nicht „hören", wenn uns jemand anspricht oder ruft. Auch ich kann mich daran erinnern, dass meine Oma mal mit mir bei einem Hörtest war, denn ich habe auch öfter nicht „gehört" (auf mehreren Leveln, haha). Unser Gehör ist so reizoffen, dass wir oft mehrere Geräuschquellen auf einmal wahrnehmen und uns nur schwer auf eine konzentrieren können. Wenn man dann auch noch mit Menschen zusammen ist, die das nicht kennen und unser Verhalten mit ihrem Wissen interpretieren, sind Missverständnisse, Kritik oder Ausgrenzung die Folge. Niemand möchte etwas dreimal wiederholen. Es gibt viele Menschen, die das als Angriff verstehen oder andere Böswilligkeiten unterstellen, wenn das Gegenüber nichts versteht. Und wenn das nicht der Fall ist, ist es zumindest so nervig, dass diejenigen lieber mit anderen Menschen verkehren, bei denen sie nicht alles dreimal sagen müssen. Eine AWVS kann also zur Diskriminierung im Alltag führen, bis hin zu Mobbing und Ausgrenzung, vor allem wenn die betroffene Person nicht weiß, dass sie eine AWVS hat.

AUTO FAHREN

Wie so viele alltägliche Aufgaben kann auch das sichere und vorausschauende Autofahren von unserem ADHS-Gehirn beeinträchtigt werden. Nicht alle ADHS-neurodivergenten Menschen haben Probleme beim Autofahren. Hier sind aber einige Herausforderungen aufgezählt:

- Unaufmerksamkeit: Autofahren ist eine eher langweilige Aufgabe, bei dem sich das Gehirn ausklinken und in den Träumer-Modus geraten könnte. Hierbei könnten zusätzliche Reize wie Musik, ein

Gespräch oder auch ein Fidget Spinner dem Gehirn die nötige Stimulation geben.
- Impulsivität: Studien zufolge geraten Menschen mit ADHS eher in Unfälle oder neigen zu schnellem Fahren. Hier sind gute Ergebnisse mit einer Medikation erzielt worden.
- Reaktionszeit: Auch hier zeigten sich Verbesserungen mit einer Medikation, wenn es darum geht, Hindernissen auszuweichen.
- Körperliche Hyperaktivität: Bei längeren Strecken könnte die körperliche Hyperaktivität zur Qual werden.

Das Gehirn ist schnell von neuen Reizen abgelenkt. Das kann Vorteil, aber auch Nachteil sein. Sollte ein Reh schon im Dickicht des Waldes auf den Sprung warten, kann jemand mit ADHS-Gehirn blitzschnell reagieren und somit eher reflexartig richtig handeln.

AVERSION GEGEN INAKTIVITÄT

Menschen mit der hyperaktiven Ausprägung von ADHS haben meist eine starke Aversion gegen Inaktivität. Das heißt, dass ihr Gehirn und ihr Körper sich gegen „Stillsitzen" oder Bewegungseinschränkungen regelrecht sträubt. Hier ist wieder die Parallele zum „Zappelphilipp-Syndrom" zu sehen. Motorische Begrenzungen, zum Beispiel aufgrund einer sozialen Situation, sind für die meisten hyperaktiven ADHS-Neurodivergenten schwer auszuhalten.

Das wird im Kindesalter spätestens ab dem Schulalter sichtbar, wenn Kinder mit dieser Charakteristik in die Schule kommen und nahezu von einem Tag auf den anderen mehr als eine halbe Stunde am Stück irgendwo sitzen müssen und jemandem aufmerksam zuhören sollen.

Im Erwachsenenalter zeigt sich diese Abneigung beim Warten auf etwas. Der kurze Einkauf kann zur Qual werden, wenn die Schlangen an der Kasse endlos scheinen. Schnell ein Paket bei der Post abgeben wird zur Mammutaufgabe, da auch hier oft mit einer Menschenansammlung zu rechnen ist. Aber auch solche Praktiken wie das Meditieren kann unglaublich viel Frust erzeugen. Wenn der soziale Kontext verlangt, ruhig und bewegungslos zu sein, wird das, was für die meisten anderen Anwesenden ganz normal erscheint, zu einem weiteren Hinweis, dass man selbst anders ist, abnorm. Wenn motorisch hyperaktive Menschen sich versuchen, den Gegebenheiten und sozialen Normen anzupassen, kann das in noch mehr Frust und Wut enden.

Vor einigen Jahren hatte ich selbst so ein Erlebnis, als in meiner Firma ein Achtsamkeitsworkshop veranstaltet wurde. Die Achtsamkeitsübung hat mich innerlich so aufgeregt, dass ich danach nicht entspannt war, sondern „auf 180". Eine Followerin hatte das mal treffend beschrieben mit „Sie sehen mir meine Hyperaktivität nicht an, weil ich mich sehr gut im Griff habe. Dennoch habe ich das innerliche Bedürfnis, hier alles kurz und klein zu schlagen". Ich musste darüber sehr lachen, weil ich dieses Gefühl sehr gut kenne. Und auch hier möchte ich wieder auf Neuroplastizität, die Entwicklung des Gehirns und unsere Exekutivfunktionen verweisen sowie den Mythos „ADHS verwächst sich".

Wir lernen im Laufe unseres Lebens, unsere Impulse und unsere Hyperaktivität zu unterdrücken. Genau das ist die Aufgabe unserer Exekutivfunktionen. Impulsinhibition, also Impulse unterdrücken. Manche können das besser als andere, aber jeder Mensch kann es mit der richtigen Anleitung – einer ADHS-Gehirn-gerechten Anleitung lernen.

BLASENENTZÜNDUNG

In der globalen ADHS-Community habe ich eine spannende Beobachtung gemacht. ADHS-neurodivergente Frauen neigen dazu, öfter Blasenentzündungen bis hin zu Nierenbeckenentzündungen zu haben. Zu der Verbindung von Blasenproblemen und ADHS gibt es bis heute leider nur wissenschaftliche Studien in Bezug auf Kinder. Diese befassen sich jedoch eher mit den Themen wie Tagesinkontinenz, Häufigkeit des Harndrangs und „Bettnässen".

Wie wir wissen, ist unsere Medizin in Bezug auf Frauen noch sehr vorurteilsbehaftet. Probleme aufgrund häufigen Harndrangs würde man bei Mädchen eher auf das Geschlecht schieben. Nicht umsonst gibt es den eher negativ konnotierten Spruch „Du hast eine Mädchenblase". Im Kapitel zu den Überschneidungen von Hochsensibilität und ADHS habt ihr bereits einiges über die Gemeinsamkeiten gelernt. Was ist, wenn die ausgeprägte „hochsensible" Interozeption, also die Wahrnehmung der körperinneren Vorgänge, mit dem häufigen WC-Gang zusammenhängt? Laut Selbstbeschreibungen merken hochsensible Menschen ganz genau, was ihr Körper macht. Dies könnte bei Frauen mit ADHS-Gehirn und der hochsensiblen Ausprägung auch zusammenhängen. Somit ist auch schon eine wenig gefüllte Blase so unangenehm, dass die Entleerung schneller in die Tat umgesetzt wird. Wie kommt es aber nun zur Blasen- und Nierenentzündung? Hier eine kleine Anekdote: Im August 2017 begann ich meinen Bürojob im Personalmanagement. Die administrativen Aufgaben zu koordinieren und ein System für mich zu entwickeln, fielen mir sehr schwer. Im Dezember 2017 kam ich ins Krankenhaus, Diagnose: Nierenbeckenentzündung. Ich versuchte mich so angestrengt auf meine Arbeit zu konzentrieren, dass ich meinen Harndrang komplett mental zur Seite geschoben habe. Das habe ich so lang gemacht, bis ich erst durch den Schmerz darauf aufmerksam wurde. Auch habe ich kaum mehr etwas getrunken, um nicht immer auf Toilette gehen zu müssen. Wenn ich nur kurz meinem Arbeitsplatz verlassen hätte, hätte ich nicht mehr gewusst, was ich gerade gemacht habe, und hätte viel schwerer wieder in meine Konzentration gefunden. Ich erinnerte mich, dass das aber nicht das erste Mal war. Schon 2013 bin ich aufgrund höllischen Seitenstechens ins Krankenhaus gegangen. In dieser Zeit habe arbeitete ich als Kellnerin in einem kleinen Restaurant. Die meiste Zeit arbeitete ich allein im Service. Ich hatte also keine anderen Kollegen und Kolleginnen, die mich durch ihr eigenes Verhalten ans Trinken und „auf die Toilette gehen" erinnern konnten.

Seitdem ich keine äußeren Strukturen oder Erinnerungen von anderen bekomme, habe ich chronische Blasenentzündung. Nur Routinen und Achtsamkeitstraining helfen mir dabei, dass ich regelmäßig esse, trinke und auf Toilette gehe, damit mir das nicht passiert. In der Schule oder bei der Arbeit war das noch kein Problem. Ich bin regelmäßig mit meinen Freundinnen auf Toilette gegangen, wenn sie mussten. Bei meiner Arbeit im Hotel hatte ich auch immer Kollegen und Kolleginnen, die mich an meine Bedürfnisse erinnert haben, wenn sie etwas tranken oder aufs WC mussten. Solange ich keine äußere Struktur und festgesetzte Pausen oder andere Menschen habe, die mir das Verhalten vorgeben, kann mir das schnell untergehen. Wenn ich lese oder arbeite, bin ich so in meiner Welt, dass ich die inneren Warnsignale nur sehr spät bemerke.

Dies kann also mit unseren Herausforderungen der Aufmerksamkeitskontrolle zusammenhängen. Die Aufmerksamkeit ist auf das gerichtet, was gerade vor einem liegt. Die chronische Blasenentzündung kann also durch das Kernsymptom „Unaufmerksamkeit" begünstigt werden.

BLOW-UP

Den Begriff Blow-up benutze ich persönlich, um die emotionale Reaktion aufgrund von Überforderung bei ADHS-spezifischen Herausforderungen von einem autistischen Meltdown abzugrenzen. Ein Blow-up ist eine Ausnahmereaktion aufgrund von Überforderung durch Frustration. Die Basis bildet die Emotion Wut. Ich differenziere es deshalb, da es jeweils andere Auslöser sind und anders zu behandeln ist als ein autistischer Meltdown. In der englischsprachigen ADHS-Community werden diese Reaktionen auch als Meltdown etikettiert. Ein Blow-up äußert sich durch aggressives Verhalten oder aggressive Kommunikation. Es ist eine natürliche Stressreaktion des Körpers und der Psyche bei emotionaler Überlastung.

Ein Blow-up kann entstehen, weil man (wie so oft) Dinge vergessen oder verlegt hat. Man kann sich bei bestem Willen und unter höchster Anstrengung nicht mehr erinnern, was Scham und Wut auslöst. Das zeigt sich dann als externalisiertes Verhalten wie dem Werfen von Gegenständen, Beschimpfen von sich oder anderen, Schreien und Fluchen. Um Blow-ups zu minimieren oder gar zu verhindern, kann man mit kognitiver Verhaltenstherapie ansetzen. Die Betroffenen müssen hierbei lernen, sich und ihre Gehirnfunktion zu akzeptieren. In der Therapie können schädliche Glaubenssätze aufgedeckt und behandelt werden. Diese können Betroffene durch psychologisches Training, also viel Selbstreflexion, lernen. Dabei gilt es, die mentalen Fallstricke zu identifizieren und aufzulösen. Anti-Blow-up Training kann vor allem mit der Unterstützung durch verständnisvolle Angehörige durchgeführt werden. Hierbei müssen die Angehörigen der Person, die droht, einen Blow-up zu haben, eingewiesen werden. Mit Angehörigen wird dann eine Co-Regulation geübt.

Beispiel: Mein Mann und ich haben ein Codewort, wenn er merkt, dass ich gleich wieder aus der Haut fahren will.

VORTEILE, WENN ICH NICHT IN EINEN BLOW-UP GERATE

- Ich zerstöre im Affekt nicht irgendwelche Gegenstände
- sonstige unschöne Beschädigungen können vermieden werden (z. B. unschöne Kartoffelbreiflecken an der Wand)
- Beziehung zu meinen Mitmenschen wird durch meinen Affektausbruch nicht negativ beeinflusst oder im schlimmsten Fall irreparabel beschädigt

Das Codewort ist ein Wort aus einer Serie, was mich augenblicklich zum Lachen bringt und mich aus der Teufelsspirale des drohenden Blow-ups bringt. Wenn das Gehirn Freude empfindet, kann es nicht gleichzeitig die eher unangenehmen Emotionen wie Wut oder Scham verarbeiten. Somit kann es auf Dauer geübt werden, diesen Ausnahmezustand positiv und mit Spaß zu behandeln.

BODY DOUBLING

Dieses Phänomen kommt aus der englischsprachigen Community und bedeutet, dass ADHS-neurodivergente Menschen, die vor der Herausforderung der ADHS-Inertia stehen, besser ins Tun kommen, wenn sich jemand zu ihnen gesellt. Das kann in dem Sinne sein, dass die ADHS-neurodivergente Person kurz beginnt zu erläutern, was gemacht werden muss. Ab dem Zeitpunkt kann es schon sein, dass das Gehirn-Schwungrad angeschmissen wird und die Person die Aufgabe beginnen und bewältigen kann. Body Doubling funktioniert auch, wenn eine andere Person zur gleichen Zeit etwas Ähnliches macht oder sogar einfach nur danebensitzt. Dies trägt beim ADHS-neurodivergenten Gehirn zum optimalen Erregungsniveau bei, um in die Gänge zu kommen.

Das grundlegende Konzept dahinter kann mit dem Yerkes-Dodson-Gesetz (1906) erklärt werden. Es beschreibt den umgekehrten u-förmigen Zusammenhang zwischen der Leistungsfähigkeit und der Schwierigkeit einer Aufgabe. Das heißt, dass je einfacher eine Aufgabe für eine Person ist, desto mehr äußerer Stress müsste herrschen, damit eine optimale Leistung erzielt wird. Bei schwierigen Aufgaben hingegen darf nur wenig Stress von außen auf eine Person einwirken, um die optimale Konzentration und Leistungsfähigkeit zu bewirken.

BODY DOUBLING KANN AUCH BEI FOLGENDEN HERAUSFORDERUNGEN HELFEN:

- sich nicht von äußeren Reizen ablenken zu lassen, da man beobachtet wird, ob man die Aufgaben auch konzentriert erledigt
- ein Grad an Rechenschaftspflicht, da eine andere Person ja eventuell auch die Zeit investiert, als Body Double zu fungieren

FÜR WELCHE AUFGABEN IST BODY DOUBLING ZU EMPFEHLEN:

- Aufgaben, die längere Konzentration benötigen (mehrere Stunden)
- Langweilige & Routineaufgaben
- Aufgaben, die im ersten Moment überfordernd wirken
- bei „Aufgaben-Trägheit"

BEWÄLTIGUNGSSTRATEGIEN

Bewältigungsstrategien, auch genannt Coping (engl.) sind alle Verhaltensweisen, die ein Mensch mit ADHS-Gehirn im Laufe des Lebens erlernt und sich zurechtlegt, um die alltäglichen ADHS-Herausforderungen zu kompensieren. Diese können die Mitmenschen und auch Fachpersonal dazu veranlassen, zu glauben, dass das ADHS „ausgewachsen" ist.

HIER EIN PAAR BEISPIELE UND IHRE URSACHEN IN KLAMMERN:

- Dinge, die man nicht vergessen möchte, im Sichtfeld herumliegen zu lassen (wegen der „Objektpermanenz")
- mit etwas herumzuspielen (z. B. Stift), damit man sich auf eine Präsentation konzentrieren kann (oder z. B. kritzeln usw. aufgrund der subtilen Hyperaktivität)
- konkrete Abläufe zu haben, die niemand durcheinanderbringen darf, denn sonst könnte es auch in Chaos enden (Probleme mit den Exekutivfunktionen – eingeschränktes Arbeitsgedächtnis und flexible Handlungssteuerung)
- Notizen für ein und denselben Termin (oder Erinnerung, Aufgabe) erstellen und an mehreren Orten ablegen (digital & analog z.B. digital = Google Kalender App, Handy Memo, Handy To-do-Liste, Alexa-Reminder, analog/ handschriftlich = Whiteboard, Post-it, Kalender, Journal, ...)

Bewältigungsstrategien sind auch die Selbstmedikation mit Zigaretten (Rauchen), Alkohol, Energydrinks, Kaffee bis hin zu Drogen (u. a. Marihuana).

Diese Bewältigungsstrategien werden von ADHS-neurodivergenten Menschen benutzt, die ihre Diagnose bereits im Kindesalter bekommen haben, aber auch vor allem von den Menschen, die nichts von ihrer Neurodivergenz wissen. Für letztere ist es einfach „normal". Sie und andere erklären sich das spezifische Verhalten so, wie es auch auf eine breite Masse an Menschen übertragbar ist. Immerhin ist „jeder mal ein bisschen unordentlich" (bei ADHS = Objektpermanenz), „manche Menschen sind eben gern strukturiert" (bei ADHS = Überkompensation durch 572 Reminder). Auch der Konsum der legalen Suchtmittel fällt anderen im Alltag nicht sofort auf. Die Wenigsten würden das außerdem mit dem Verlangen des Gehirns nach Dopamin in Verbindung bringen. Auf der anderen Seite sind die Beispiele der Selbstmedikation auch ein Coping-Mechanismus, um mit dem Stress umzugehen, neurodivergent in einer neurotypischen Welt zu sein.

BÖSER BLICK

Der „böse Blick" ist eine Gemeinsamkeit bei vielen ADHS-neurodivergenten und autistischen Menschen. Ich kann mich schon gar nicht mehr daran erinnern, wann ich das erste Mal gefragt wurde „Warum guckst du denn so böse?". Als Teenager war ich lange Zeit als „die mit dem bösen Blick" bekannt. Als ich aufgrund des Führerscheins eine Brille bekam, dachte ich, dass mein „böser Blick" durch meine leichte Kurzsichtigkeit kam. Ich hatte anscheinend immer meine Augen zusammengekniffen, um schärfer zu sehen. Jedoch war das nicht der alleinige Auslöser für dieses Feedback aus meiner Umwelt.

Meine Hypothese ist, dass wir unsere Augenpartie aufgrund unserer sensorischen Sensibilität und der Verstärkung der Konzentration anspannen. Das Zusammenkneifen der Augen sowie das gleichzeitige Zusammenziehen der Augenbrauen hilft uns, nicht so viel Licht aufzunehmen. Da viele von uns sehr sensibel auf helle Lichtverhältnisse reagieren, ist das womöglich ein intuitiver Bewältigungsmechanismus. Und immerhin lernen wir ja, dass wir in Räumlichkeiten die Sonnenbrille abzusetzen haben, weil es

„unhöflich" ist. Obwohl viele von uns sicherlich sehr gern auch drinnen eine Sonnenbrille tragen, wenn wir die Lichtverhältnisse nicht kontrollieren können. Darüber hinaus kam mir auch die Idee, dass wir öfter als neurotypische Menschen die Augenbrauen so zusammenziehen, damit wir uns besser konzentrieren können. Wir versuchen uns ständig zu konzentrieren, weil unsere Exekutivfunktionen in langweiligen Alltagssituationen auf Sparflamme laufen. Auch die Filterung von Reizen ist eine Aufgabe, die Konzentration benötigt. Aber auch weil unser Arbeitsgedächtnis die Kapazität eines kleinen Post-It-Klebezettelchen hat, müssen wir uns mehr als neurotypische Menschen darauf konzentrieren, was wir gerade machen, machen wollen und welchen Gedanken wir nicht verlieren dürfen. Somit schauen wir im Alltag grimmig. Meine Hypothese lässt sich durch eine der neusten Studien zur Leistungsfähigkeit untermauern. Dieser Gesichtsausdruck, also Brauen zusammenziehen und Augen zusammenkneifen, verbessert die kognitive Leistung um 20 % fanden Matthew T. Richesin und Forscher:innen der Universität von Tennessee in Knoxville, USA, 2019 heraus. Der Blick lässt sich außerdem auch oft bei Menschen sehen, die Gitarre oder ein anderes Instrument spielen, was viel Fingerfertigkeit benötigt. Dies beleuchteten Lees und Swash in einem Artikel, welcher 2019 im Journal of Neurology, Neurosurgery & Psychiatry veröffentlicht wurde.

Also, wenn ihr das nächste Mal dumm angesprochen werdet, warum ihr „so böse" guckt, schickt unaufgefordert einfach eine dieser Studien.

COMPUTERSPIELE

Computerspiele sind perfekt für ADHS-Gehirn-Besitzer:innen gemacht. Es gibt ständig neue visuelle Reize, das NAWI-Prinzip findet hier Anwendung und die kontinuierlichen Belohnungen führen dazu, dass wir uns nicht nur besser darauf konzentrieren können, sondern auch so in die Konzentration verfallen, dass es beim Zocken zum Hyperfokus kommt.

Meine Theorie ist daher, dass es sehr viele (auch unerkannte) ADHS-Neurodivergente im Bereich Gaming, E-Sports und Let's-Play Streaming gibt. Schauen wir uns die populärsten Influencer:innen an, outen sich auch im deutschsprachigen Raum immer mehr, dass sie ADHS-neurodivergent sind.

Besonders im E-Sport, wie zum Beispiel bei „League of Legends" müssen die Spieler:innen ständig die Karte abscannen und schnelle Entscheidungen treffen. Durch das NAWI-Prinzip kommen die ADHS-Gehirn-Besitzer:innen richtig in Fahrt.

- (N) = Es gibt ständig neue visuelle Reize (die schnelleren Augenbewegungen von ADHS-Neurodivergenten sind hier ein immenser Vorteil).
- (A) = Die Spielenden müssen schnelle Entscheidungen treffen (aktueller Druck) und benötigen eine sehr schnelle Augen-Hand-Koordination (ADHS-Stärke).
- (W) = Der Wettbewerbscharakter ist gegeben, entweder gegen andere Teams oder die künstliche Intelligenz des Spiels als Gegner.
- (I) = Die Geschichte hinter dem Spiel motiviert intrinsisch.

Meiner Meinung nach kann eine Karriere im Bereich Gaming, E-Sports und Let's-Play Streaming für viele hyperaktive ADHS-Gehirn-Besitzer:innen sehr passend und erfüllend sein. Da viele von uns mit ihrer sympathischen und unterhaltsamen Persönlichkeit überzeugen, ist das eine Nische, die bestimmt viele glücklich machen kann.

Und mal abgesehen davon, dass viele von uns geborene Entertainer sind und es uns viel gibt Menschen zu unterhalten, sind auch die Verdienstmöglichkeiten sehr gut. Ich bin davon überzeugt, wenn sich jemand von der Masse abheben kann, sind das diejenigen mit ADHS-Gehirn.

D-G: VON DEPRESSION BIS GEGENSÄTZE

DEPRESSION

Die psychische Erkrankung Depression und die Neurodivergenz ADHS können sehr ähnlich aussehen und gleichzeitig kann das eine aus dem anderen ursächlich entspringen. Symptome, die sich ähneln, können folgende sein:

- Konzentrationsprobleme & Gefühl des „Vernebeltseins"
- Appetitlosigkeit oder übermäßiges Essen

- Schlafprobleme
- Verlust von Interessen
- chronische Müdigkeit
- Probleme der Exekutivfunktionen (Arbeitsgedächtnis, Aufmerksamkeitssteuerung, Regulation von emotionalem Verhalten)

Grundsätzlich sollte bei der Vermutung einer Depression ADHS als Differenzialdiagnose gestellt werden, um alle möglichen Ursachen zu identifizieren.

URSACHEN EINER DEPRESSION AUFGRUND EINER UNERKANNTEN ADHS KÖNNTEN SEIN:

- Zwischenmenschliche Probleme aufgrund der typischen ADHS-Verhaltensweisen in:
    - Partnerschaft
    - Schule/Ausbildung/Universität
    - Beruf/ Kollegenschaft
    - Familie
    - Öffentlichkeit/Gesellschaft

Wenn ein Mensch mit ADHS-Gehirn von allen Seiten regelmäßig bis fast tagtäglich negatives Feedback erntet, wirkt sich das irgendwann auch auf den Selbstwert aus. Außerdem resultieren daraus die vier Stress- bzw. Traumareaktionen, „4F", also Fight-Flight-Freeze-Fawn.

Auf Deutsch sind das die Verhaltensreaktionen, die durch Stress der Umwelt entstehen. Betroffene ...

- werden verbal ausfällig, angreifend oder sogar gewalttätig (fight)
- fliehen im wahrsten Sinne des Wortes, zeigen erhöhte körperliche Aktivität, sind unruhig und können sogar eine Panikattacke erleiden (flight)
- wirken bewegungslos und erstarrt, reagieren nicht (freeze)
- wollen Konflikte entschärfen und Bedrohungen vermeiden, indem sie gefällig und unterwürfig sind, sind übermäßig höflich, versuchen sich anzupassen und nachzugeben (fawn)

Wenn diese Stressreaktionen tagtäglich „getriggert" werden, kann die Ausschüttung der Stresshormone Cortisol und Adrenalin auf Dauer eine Depression auslösen. Wenn die darunterliegende Neurodivergenz kor-

rekt identifiziert und eine entsprechende Behandlung sowie Therapie darauf angepasst wird, kann auch die Depression sich bessern.
Da sich aber neurotypische und ADHS-neurodivergente Menschen entscheidend in manchen Bedürfnissen unterscheiden, sind Fehlbehandlungen leider immer noch an der Tagesordnung.

DESORGANISATION

Zerstreutheit und Probleme mit Organisation im Alltag können, ist ein starker Hinweis auf ADHS sein und werden in der Diagnostik oft mit abgefragt. Die Ursache, die mit Desorganisation zusammenhängt, ist die Exekutivdysfunktion.

Unsere Exekutivfunktionen sind für das Arbeitsgedächtnis, die kognitive Flexibilität und die Hemmung von Impulsen zuständig. Ein ADHS-neurodivergenter Mensch kann daher sehr desorganisiert oder chaotisch wirken, da die „Kommandozentrale" im vorderen Teil des Gehirns so ihre Schwierigkeit hat.

Durch das geringe Arbeitsgedächtnis können wir innerhalb eines Wimpernschlags vergessen, was wir gerade tun oder mental durchgehen wollten. Dies können auch Arbeitsschritte sein, die wir in einer logischen Abfolge einhalten wollen. Für Außenstehende kann das sehr zerstreut wirken, da wir den fünften vor dem ersten Schritt machen. Diese Menschen beziehen unser Verhalten dann meist auf unsere allgemeine Intelligenz und könnten zu dem voreiligen Schluss kommen, dass wir kognitiv nicht sehr leistungsfähig sind. Oder einfacher gesagt: Sie denken, wir sind dumm. Die kognitive Flexibilität wird dabei benötigt, um das eigene Handeln flexibel anzupassen. Dies könnte vorkommen, sollte es zum Beispiel zu einer Situation kommen, in der wir einem neuen Reiz ausgesetzt werden. Bei einem Geräusch, aber vielleicht auch einer neuen Information, kann es zu „lagging" kommen. Dies ist ein technischer Begriff und bezeichnet die Verzögerungen der Ausführungen in einem Computerspiel. Unser Gehirn „laggt", weil es überlastet ist oder zu langsam Informationen weiterleitet. In diesem Moment kann es sich zum Beispiel im äußeren Verhalten so zeigen, dass man stehen bleibt und irgendwo hinstarrt. Das Gehirn muss erst hinterherkommen, die Aufgaben neu priorisieren und kategorisieren.

Die „Aufgaben" sind hierbei bereits banale Dinge. Dies könnten minimale Handlungen sein, wie einen Stift in die Hand zu nehmen, um den Gedanken aufzuschreiben, den man gerade hatte. Unsere Impulsivität kann von außen sehr unstrukturiert, verwirrt, planlos und durcheinander aussehen. Das wurde mir persönlich auch im Laufe meiner Karriere öfter gespiegelt. Ich bin bei der Erledigung meiner Aufgaben oft den Impulsen, also den Gedanken gefolgt, die mir am einfachsten und natürlichsten ins Gedächtnis kamen. Für das beobachtende Auge sah das zumeist sehr wirr aus, aber für mich hat es sich gut und natürlich angefühlt. Letztendlich bin ich auch zu Ergebnissen gekommen. Nur die Art und Weise, wie ich es gemacht habe, hat den meisten nicht gepasst, weil sie es als „zu kompliziert" gesehen haben.

DINGE VERLIEREN

Auch hier sind mal wieder unsere Exekutivfunktionen groß im Spiel. Es gibt mehrere Gründe, warum wir so oft Dinge verlegen, verlieren oder irgendwo vergessen.

Durch die „Blindheit durch Unaufmerksamkeit" passiert uns so etwas regelmäßig. Das ist sehr ärgerlich und kann sich irgendwann zu einem Glaubenssatz entwickeln „Ich verliere ständig meine Habseligkeiten" – ergänzt mit „..., weil ich dumm bin."

Wenn die meisten unerkannten ADHS-neurodivergenten Menschen zeit ihres Lebens immer wieder dieselben Erfahrungen machen und keine andere Erklärungsmöglichkeit kennen, schieben sie es irgendwann auf ihre Intelligenz. Das ist das Einzige, was objektiv ein Grund sein kann, warum man immer so schusselig ist, oder?

FOLGENDE ADHS-MERKMALE SABOTIEREN UNS HIERBEI:

- schnelle Ablenkbarkeit
- ultra-kurzes Arbeitsgedächtnis und Kurzzeitgedächtnis
- Blindheit durch Unaufmerksamkeit
- Impulsivität & Hyperaktivität

DOP-DROP-PHÄNOMEN (AUFGABEN KURZ VOR ENDE ABBRECHEN)

Aufgaben kurz vor Beendigung nicht mehr zu Ende führen zu können, ist ein sehr leidiges Phänomen bei ADHS. Ich nenne es „Dop-Drop", da es sich so anfühlt, als wäre bei den letzten 10-20 % einer Aufgabe einfach kein Dopamin mehr vorhanden, diese zu erledigen. 20 % ...? Na, klingelt da was bei euch? Vielleicht habt ihr ja schon mal etwas vom Pareto-Prinzip gehört. Lest euch dazu gern den Beitrag bei „P" durch über das Pareto-Prinzip.

Das Drop-Phänomen bringt uns oft sehr viel Scham in einer neurotypischen Welt. Wenn wir etwas nicht beenden, bekommen wir Kommentare, wie schade es ist: „Man hätte ja so viel erreichen können" oder „Du musst auch mal Dinge durchziehen!" Hier ein paar Beispiele, bei denen sich das Dop-Drop-Phänomen zeigt, geordnet von den am wenigsten negativen Konsequenzen bis hin zu den schwersten:

- Bücher nicht bis zum Ende lesen
- private Bastelprojekte nicht komplett umsetzen/beenden
- Computerspiele nicht zu Ende spielen
- diverse Projekte bis ca. 80 % umsetzen und dann „fallen lassen"
- gestellte Aufgaben nicht abschließen (oder zum Ende hin unkonzentriert werden)
- Schule, Studium, Ausbildung kurz vor Ende abbrechen

Das Dop-Drop-Phänomen bringt uns in verschiedenen Lebenslagen mehr oder weniger Probleme. Im Privaten steigt in uns das Gefühl auf, „falsch" und „kaputt" zu sein, weil wir so viele Dinge plötzlich vernachlässigen und eventuell nie wieder ansehen. Im schulischen, akademischen und beruflichen Bereich bekommen wir Schwierigkeiten mit Lehr- und Führungskräften. Außerdem ist das Dop-Drop-Phänomen natürlich auch für eine Karriere zunehmend schädlich. Das kann sich im Erwachsenenalter so zeigen, dass man ständig den Job wechselt. Das kommt bei Personalabteilungen nicht so gut an. Auch unser privates Umfeld kann aufgrund unseres gesellschaftlichen Systems sich dazu gewogen fühlen, uns aufgrund unserer Sprunghaftigkeit zu kritisieren. Und da hätten wir wieder ein super Beispiel zum Thema „Scanner-Persönlichkeit". Denn die Menschen mit ADHS-Gehirn, die die finanzielle Freiheit haben, aller paar

Monate die Profession zu wechseln oder sich mit ihren vielen kreativen Ideen selbstständig zu machen, benötigen nur eins, das Label „Scanner-Persönlichkeit". Diese Selbsterkenntnis verleiht diesen Menschen die Kraft, zu wissen:

- „Es geht nicht nur mir so, ich bin nicht allein."
- „Ich bin nicht unfähig."
- „Ich bin nicht seltsam."
- „Ich bin nur eine andere Art von normal – ich bin Scanner."

Und um sich nicht mehr falsch zu fühlen. Schon allein diese Erkenntnis kann das Mindset stärken und wir fühlen uns befähigt und stolz, die Dinge so zu tun, wie es für uns natürlich ist. Viele Menschen mit ADHS-Gehirn haben diesen Luxus leider nicht. Viele haben nicht mal die finanziellen Ressourcen, sich in ihren Hobbys auszuleben. Da wird bereits von der Familie suggeriert „Jetzt haben wir so viel Geld in deine Ausrüstung investiert (z. B. jegliches sportliches Hobby von Inline Skates, über Ski-Ausrüstung bis hin zum eigenen Pferd), jetzt muss sich das auch lohnen und du musst das für ein paar Jahre durchziehen". Scham und Frust kommt bei beiden Seiten auf, wenn plötzlich die Motivation weg ist.

Menschen mit ADHS-Gehirn sind immer auf der Suche nach Neuem. Wir haben ein vielfältiges Interessenspektrum. Sich in diesen Interessen zu verlieren und so viel wie möglich zu lernen und zu erfahren, gibt uns Kraft. Viele von uns haben eine unstillbare Wissbegierde.

Wenn das Dop-Drop-Phänomen eintritt, fühlt es sich für uns so an, als würden wir auf eine heiße Herdplatte fassen müssen, wenn wir versuchen, Projekte abzuschließen. Aufgaben und Projekte zu beenden, können wir natürlich trainieren. Immerhin habe ich es auch geschafft, dieses Buch hier zu beenden – was denkt ihr, was „die letzten Meter" für mich für ein Kampf waren?! Aber mit den richtigen Methoden, Strategien und dem Wissen, was meinem Gehirn dabei hilft, habe ich es geschafft. Und andere schaffen es mit den richtigen Werkzeugen und dem richtigen Support auch. Davon bin ich überzeugt.

DRINGLICHKEIT & DRUCK

Sicherlich haben die meisten Menschen schon mal die Hausaufgaben erst früh am Morgen erledigt oder sogar erst kurz vor der Unterrichtsstunde. Auch haben die meisten Menschen bestimmt schon kurz vor einer Frist Unterlagen abgegeben oder Aufgaben bearbeitet, die sie vorher wochenlang aufgeschoben haben. Das ist normal und kennt jeder.

Was in Bezug auf ADHS jedoch „nicht normal" ist, ist, dass sich unser ganzes Leben so anfühlt, als ob wir nur auf diese Art Dinge erledigen können. Dafür bekommen wir dann seit der Kindheit ständig solche Sätze an den Kopf geknallt wie „Du bist nur faul" oder „Am Abend werden die Faulen fleißig.", „Du musst mal deinen Arsch hochkriegen" und vieles mehr. Unser Gehirn arbeitet aber auf einem etwas subtil anderem Prinzip als neurotypische Gehirne. Einigen sind die Erkenntnisse von B.F. Skinner zum Thema Behaviorismus und operanter Konditionierung vielleicht ein Begriff.

Operante Konditionierung wird nicht nur beim Abrichten von Tieren benutzt, sondern auch in der Erziehung von Menschen. Zur Modifizierung von Verhalten werden Belohnungen oder Strafen eingesetzt. Bei Menschen mit ADHS-Gehirn nutzt sich dieser Effekt jedoch schneller ab und gleichzeitig hat er nicht den tiefgreifenden Einfluss wie bei neurotypischen Menschen.

Dringlichkeit und Druck sind die essenziellen Faktoren, damit ein ADHS-Gehirn gut arbeitet. Wir sind Sprinter statt Marathonläufer – zumindest die meiste Zeit, denn es gibt ja auch den Hyperfokus. Meinen Followern vermittle ich seit 2022, was ich das NAWI-Prinzip nenne. Unter „N" findet ihr es noch mal im Detail beschrieben.

EMOTIONSKONTROLLE

Obwohl emotionale Dysregulation kein Diagnosekriterium ist, schätzen Forscher:innen, dass ungefähr 70 % der Menschen mit ADHS-Gehirn Probleme der Emotionskontrolle haben. Die Fähigkeit, kurz innezuhalten, also den Knopf für „Pause" zu drücken, wird uns durch die Exekutivdysfunktion erschwert. Wir fühlen Emotionen auch stärker, was in Studien nachgewiesen werden konnte. Dies kann sich in folgenden Verhaltensweisen zeigen:

- explosionsartige Wut (durch bereits ‚kleine' Frustrationen)
- Ablehnungs- & Kritikdysphorie (starke Trauer und mentaler Schmerz bei Abweisung)
- Überforderung bei vielschichtigen/mehreren gleichzeitigen Emotionen
- lauter und aufgeregter Ausdruck von Freude (von der Umwelt als übertrieben interpretiert)
- verstärkte Scham bei „Fehlverhalten" und negativen Feedback

Hierbei sind die Probleme bei Wut und Frustration vorwiegend bei der hyperaktiven Ausprägung zu finden. Hypoaktive ADHS-neurodivergente tendieren eher bei Angst und Trauer zu verstärkten Reaktionen, fühlen sich aber nicht so leicht frustriert und haben bei der Emotion Wut weniger bis gar keine Probleme. Bei den Menschen mit der Kombi-Ausprägung sind alle Emotionen und die dazugehörige emotionale Reaktion verstärkt.
Meine überbordenden Emotionen wurden schon seit meiner Kindheit negativ kommentiert und haben mir im Zwischenmenschlichen so manche Probleme bereitet. Besonders im Berufskontext war es sehr schwer, denn emotionale Reaktionen „gehören sich im Job nicht". Emotionales Verhalten wird als Schwäche und Zeichen von Unprofessionalität ausgelegt.
Emotionskontrolle lässt sich aber auch mit ADHS-Gehirn lernen. Zuträglich sind Methoden aus der kognitiven Verhaltenstherapie, Persönlichkeitsentwicklung und nachweislich auch Meditation. Somit kann das Gehirn darauf trainiert werden, einen besseren Zugang zum „Pause-Knopf" zu bekommen. Auch die medikamentöse Therapie kann hier eine bedeutende Verbesserung verschaffen. Dies wurde von mehreren Wissenschaftler:innen in groß angelegten, systemisch geprüften Meta-Analysen herausgefunden.

EMPATHIE

Das Konzept der Empathie ist auch heute noch nicht vollends wissenschaftlich erforscht und es gibt noch keine Definition, auf die sich alle Wissenschaftler:innen einigen können. Empathie wird von den meisten Menschen mit Mitleid gleichgesetzt sowie mit „mitfühlendem" Verhalten. Dies ist aber nicht korrekt. Mit der Fähigkeit der Empathie können Menschen Empfindungen, Gedanken, Emotionen, Motive und Persönlichkeitseigenschaften anderer verstehen, sie nachvollziehen und entsprechend darauf reagieren. Die drei Arten von Empathie helfen uns, die paradoxe Ausprägung von empathischem Verhalten bei ADHS besser zu verstehen. Diese sind kognitive, emotionale und soziale Empathie. Mit der kognitiven Empathie können sich Menschen in die Situation von anderen mental hineinversetzen und ihre Gedanken und Absichten verstehen. Mit der emotionalen Empathie können Menschen Emotionen anderer selbst im Körper spüren und „nachfühlen". Dabei kann sich also auch die Stimmung anderer leicht auf einen selbst übertragen. Die soziale Empathie setzt sich unter anderem aus der emotionalen und kognitiven Empathie zusammen. Diese hilft dabei, Menschen einer anderen Herkunft, Kultur, Alters oder Persönlichkeit zu verstehen und entsprechend auf sie einzugehen. Beispielsweise gestaltet sich der Umgang mit Kindern anders als der mit Erwachsenen. Bei der Forschung über Empathie bei ADHS-Betroffenen gibt es jeweils gegensätzliche Resultate. Manche Studien beleuchten, dass Menschen mit ADHS-Gehirn und besonders männliche Kinder eine verminderte Empathie zeigten. Andere Studien wiederum konnten zeigen, dass das Dopamin-Rezeptor-Gen DRD4 bei Frauen mit einer höheren kognitiven Empathie assoziiert ist. Bestimmte Dopamin-Gen-Varianten konnten mit der Persönlichkeitseigenschaft von hochsensiblen Menschen assoziiert werden.

Viele ADHS-neurodivergente Menschen lieben es, unter anderen zu sein und mit anderen Menschen zu interagieren. Der Mix verschiedener ADHS-Stärken wirkt sich auch auf die Empathiefähigkeit aus. Da sie wissbegierig sind, interessieren sie sich sehr für andere Menschen. Durch ihre Mustererkennungsfähigkeiten lernen sie schnell, wie sie sich im Umgang mit anderen optimal verhalten. Möglicherweise führt die erhöhte emotionale Reaktivität zu starken Empfindungen und gesteigerter emotionaler Empathie, wenn andere leiden. In einer Studie wurde herausgefunden, dass ADHS-neurodivergente Kinder und Jugendliche eine erhöhte Reaktion auf soziale Belohnungen wie Lob und Aufmerksamkeit zeigten. Dies kann auch einer der Gründe sein, warum sich Menschen mit ADHS-Gehirn zu sozialen Berufen oder Jobs mit viel Menschenkontakt und direktem Feedback hingezogen fühlen.

ENTSCHEIDUNGSPROBLEME

Entscheidungen zu fällen, kann für Menschen mit ADHS-Gehirn zu einer großen Belastung führen. Aber hierbei meine ich nicht solche lebensverändernden Entscheidungen wie den Job kündigen, eine Beziehung beenden oder in ein anderes Land zu ziehen. Wir treffen tagtäglich über 20.000 Entscheidungen, egal ob neurotypisch oder neurodivergent. Hierbei helfen uns die „Basalganglien". Diese funktionieren wie Schaltkreise innerhalb des Gehirns. Informationen aus allen Regionen des Gehirns gelangen in die Basalganglien und werden dann an die richtigen Stellen im Gehirn weitergeleitet. Auch diese neuronalen Strukturen arbeiten mit Dopamin und Noradrenalin. Sie sind unter anderem für die Planung und Kontrolle von Bewegungen (Motorik) sowie bei der Regulation von Emotionen, Motivation und kognitiven Funktionen beteiligt. Eine Funktionsstörung Basalganglien kann zu einem „Kurzschluss" der Informationen führen, der sich in Unaufmerksamkeit oder Impulsivität äußert.

Die Basalganglien und unsere „Kommandozentrale" im vorderen Teil des Gehirns (Exekutivfunktionen) arbeiten hier „Hand in Hand" ... oder eben auch nicht. Da auf uns täglich so viele Informationen einprasseln, kann bereits die Entscheidung, was wir zum Mittag essen oder welches Shirt wir heute anziehen wollen, zu einer unlösbaren Aufgabe mutieren. Kleiner ADHS-Gehirn-gerechter Tipp: Solltet ihr mal wieder von der Entscheidungsmüdigkeit übermannt werden, würfelt doch diese einfach aus oder werft eine Münze. Dies kann euch helfen, die Entscheidung abzunehmen. Und egal, ob ihr dann dem Würfel nachgebt oder eure Meinung ändert. Ihr wisst dann auf jeden Fall, was ihr wollt und was ihr nicht wollt.

EXEKUTIVFUNKTIONEN

Die exekutiven Funktionen sind die geistigen Fähigkeiten, die das menschliche Denken und Handeln steuern. Diese befinden sich im präfrontalen Cortex im Gehirn. Das ist der Bereich direkt hinter der Stirn. Dazu gehören:

- Arbeitsgedächtnis: das kurzzeitige Speichern von Informationen & damit arbeiten

- kognitive Flexibilität: die Fähigkeit, zwischen Fokus & Aufmerksamkeit zu wechseln und sich schnell auf Neues einzustellen
- Inhibition (Hemmung): die Fähigkeit, Impulse zu unterdrücken, Aufmerksamkeit zu lenken und Störungen auszublenden

EXEKUTIVFUNKTIONEN & KONKRETE TÄTIGKEITEN:

- Prioritäten und Handlungsziele setzen
- Handlungen planen, organisieren
- Entscheidungen treffen
- Kontrolle der Motorik
- längere Konzentration aufrechterhalten (Durchhaltevermögen)
- Impulse (Handeln, Sprechen usw.) kontrollieren
- Zeit im Auge behalten und Handeln flexibel anzupassen
- Willen steuern
- Emotionen regulieren & Frustration tolerieren

Da die Funktionsweise unseres präfrontalen Cortex anders gestaltet ist, als die von neurotypischen Menschen (siehe auch „NAWI-Prinzip"), werden Menschen mit ADHS-Gehirn pathologisiert. Das bedeutet, dass ihr von der Norm abweichendes Verhalten als Krankheit und Störung interpretiert wird.

FRUSTRATIONSINTOLERANZ

Vor allem Menschen mit der hyperaktiven Ausprägung oder eben der Kombi von ADHS haben oft eine sehr geringe Frustrationstoleranz. Das bedeutet, dass bereits kleine Hürden oder Dinge, die nicht wie erwartet funktionieren, hohen Stress auslösen. Aber auch Geräusche oder Ablenkungen von außen können dazu führen, dass die ADHS-neurodivergente Person gereizt wird. Durch diesen Stress wird meist die Emotionen Wut ausgelöst, die vor allem im sozialen Miteinander zu großen Problemen führen kann. Kinder werden daher oft als „unerzogen" wahrgenommen, wenn sie aufgrund von „Kleinigkeiten ausrasten" oder eine andere emotionale Reaktion haben, die den Erwartungen der Gesellschaft zu übertrieben vorkommt. Dass wir selbst darunter stark leiden und gerne anders reagieren wollen, sehen die wenigsten. Die Frustrationsintoleranz kann auch dazu führen, dass Vorhaben voreilig abgebrochen werden, da dieser emotionale Schmerz aus Wut, Traurigkeit und Scham, wenn man etwas nicht zeitnah (oder wie alle anderen) hinbekommt, schwer ertragbar ist. Des Weiteren kann die niedrige Frustrationstoleranz von außen auch als negatives Charaktermerkmal interpretiert werden. Auch gilt frustriertes und emotionales Verhalten bei „Banalitäten" als „nicht sehr professionell". Ich selbst habe von einigen Menschen, die mich näher kannten oder mit denen ich länger zusammengearbeitet habe, gebetsmühlenartig gespiegelt bekommen, dass „ich ruhiger werden müsste". Oder ich bekam oft die rhetorische Frage gestellt: „Warum bist du jetzt so hysterisch?", „Warum regt dich das so auf?"

Auch die Frustrationstoleranz kann man mit Training verbessern. Dazu hilft, eine Meditationsroutine aufzubauen, die eigenen Werte zu kennen und Reflexionstraining. Letzteres hilft auch langfristig, um einen besseren Umgang mit der eigenen Frustration zu finden. Wenn es mal wieder zu so einer Situation gekommen ist, in der man aus dem Affekt einen unkontrollierten Emotionsausbruch hatte, kann man darauf zurückgreifen.

GEGENSÄTZE

ADHS ist wie Autismus eine Neurodivergenz der Gegensätze. Wenn diese nicht bekannt sind, kann dies nicht nur dazu führen, dass Betroffene sich selbst nicht als neurodivergent erkennen. Auch diagnostisches Fachpersonal sieht sich da vor Herausforderungen, da sie gegensätzliche Beschreibungen und Verhaltensweisen nicht korrekt einordnen können. Hier ein kleiner Auszug von Beispielen:

KONZENTRATION:

Einerseits sind wir schnell von neuen oder auch „merkwürdigen" Reizen abgelenkt. Durch unangenehme externe Stimuli wie Geräusche, Gerüche oder auch andere sensorische Einflüsse können wir uns schlecht auf eine Sache konzentrieren. Andererseits sind wir im Hyperfokus von nichts abzulenken. Da kann auf der anderen Straßenseite ein Haus abbrennen und die Sirenen und Menschen machen solch einen Lärm, dass man es nicht überhören sollte – im Hyperfokus wird alles Äußere ausgeblendet.

LAUTSTÄRKE:
Einerseits sprechen wir oft für andere viel zu laut. Auch kann es vorkommen, dass wir eigene Musik in einer für andere ohrenbetäubenden Lautstärke hören, aber Musik (in Stil und Lautstärke), auf die wir selbst keinen Einfluss haben, schmerzt schnell in unseren Ohren.

INTERESSEN:
Wir sind vielseitig interessiert. Wir möchten am liebsten alles wissen oder machen. Dazu können wir aber auch nie sehr lang an einer Sache dranbleiben. Wir kaufen Materialien für ein neues Hobby, um es dann doch nicht anzufangen. Gleichzeitig gibt es bei unseren Interessen aber auch die Phasen der Hyperfixation. In dieser Zeit sind wir so fixiert auf ein Thema, dass wir uns am liebsten Tag und Nacht mit nichts anderem beschäftigen.

REIHENFOLGE VON TÄTIGKEITEN:
Es gibt Momente, in denen wir regelrechte „Multi-Tasking-Maschinen" sind. Wir wechseln zwischen Tätigkeiten und erledigen Dinge rasend schnell, auch wenn es von außen etwas chaotisch aussieht. In diesen Momenten sind wir voll im Flow und können sehr flexibel und meist besser als alle anderen auf neue Gegebenheiten reagieren. In anderen Situationen kann es jedoch auch sein, dass wir eine ganz konkrete Reihenfolge von Handlungen und Erledigungen im Kopf haben und diese nicht unterbrochen werden darf. Sollte in solchen Momenten von außen eine Änderung kommen, kann es unsere Reihenfolge im Kopf so durcheinanderbringen, dass wir komplett den Faden verlieren. Ich schlimmsten Fall kann es dann zur ADHS-Paralyse kommen und wir sind vollends handlungsunfähig.

ESSEN:
Wir vergessen entweder oft zu essen oder essen so viel, dass uns regelmäßig schlecht wird.

SPRECHEN:
Wir können so schnell reden, dass manchen schwindelig wird. Im Gegensatz dazu gibt es aber auch die Momente, in denen wir manche „Alltagsworte" komplett vergessen haben. Es kann auch vorkommen, dass wir

auffallend langsam sprechen, mehrfach im Satz den Faden verlieren oder nach jedem dritten Wort Füllwörter wie „ähm" benutzen.

H-L: VON HOBBYS BIS LEISTUNGSFÄHIGKEIT IM JOB

HÄSSLICHES ENTLEIN-SYNDROM

Vielleicht kennt ihr das inspirierende Märchen von Hans Christian Andersen. In der Geschichte geht es um ein „Entlein", was ein wenig anders ist als seine Geschwister. Dadurch wird es von den anderen verstoßen und gemieden. Durch seine Andersartigkeit fühlt es sich allein und unverstanden. Schließlich erkennt es, dass es gar kein Entlein ist, sondern in Wahrheit ein Schwan.

So wie dem „hässlichen Entlein" geht es sehr vielen Menschen, die erst im Erwachsenenalter auf ihre Neurodivergenz stoßen. Schon ab der Kindheit merken wir, dass wir anders sind als alle anderen Kinder. Da wir Neurodivergente einer Minderheit angehören, ist die Wahrscheinlichkeit, dass wir in Kindergarten oder Schule auf andere „Gehirn-Zwillinge" treffen, leider sehr gering.

Egal, ob Selbstevaluierung (Selbstdiagnose) oder offizielle Diagnose. Die Erkenntnis, dass man neurodivergent geboren wurde, ist für viele Menschen ein wegweisender Game-Changer. Es gleicht einer Epiphanie zu entdecken, dass man nicht nur ein seltsames Entlein ist, sondern zu einer ganz anderen Art gehört. Mit dieser Erkenntnis ist es möglich, andere zu finden, die so sind wie man selbst. Man kann Strategien, Tipps und Tricks austauschen und fühlt sich nicht mehr defizitär oder wie ein Alien auf einem fremden Planeten.

HOBBIES

ADHS-neurodivergente Menschen finden ständig neue Dinge, die sie begeistern und die sie ausprobieren möchten. Wenn Menschen mit ADHS-Gehirn ein neues Hobby entdecken, verläuft es immer nach demselben Schema:

1. **Dopamin-Kick:** Durch die sozialen Medien (z. B. Instagram oder TikTok-Scrollen) entdeckt man eine spannende Freizeitaktivität, z. B. das Herstellen von Schmuck und anderen hübschen Gegenständen aus Resin (Polymerharz).
2. **Hyperfokus (1):** Das Hobby wird exzessiv recherchiert. Bilder, Videos, Angebote und Preise werden verglichen und gespeichert.
3. **Impulskauf:** Für die Beschäftigung werden ausnahmslos alle Materialien gekauft. Beim Beispiel des Resin-Bastelns wären es literweise Hauptmaterial und Härter, mehrere Mischbecher, diverse Farbpigmente und Glitzerpuder, alle möglichen Formen und Zusatzteile uvm.
4. **Hyperfokus (2) und Hyperfixation:** Über Tage und Wochen wird das neue Hobby exzessiv ausgeübt. Dadurch können auch schon mal Nächte draufgehen (weil man im Hyperfokus kein Zeitgefühl und plötzlich jede Menge Energie für das Projekt hat).
5. **Dopamin-Ebbe:** Der Erkenntnisgewinn und die der Effekt der Neuartigkeit ebbt langsam ab. Die Tätigkeit schüttet nicht mehr so viel Dopamin wie davor aus. Langeweile tritt ein.
6. **Scham & Frustration:** Das Hobby wird nicht mehr aufgenommen. Die Erkenntnis, dass man sehr viel Geld in die Materialien gesteckt hat und nun alles ungenutzt bleibt, löst Scham, Trauer bis hin zu Frustration aus.
7. **Hobby-Friedhof & Prokrastination:** Materialien werden verstaut, weil man denkt, dass man sicher irgendwann wieder die Lust bekommt, das Projekt wieder aufzunehmen. Dies wird in den meisten Fällen nicht passieren. Die Werkzeuge und Rohstoffe landen im Keller und nehmen Platz weg und werden zur stillen Mahnung, dass man wieder mal etwas nicht „ganz" durchgezogen hat.
8. **Neue Funken:** Eine neue Freizeitbeschäftigung weckt Interesse. Das Schema geht von vorn los.

Neue Hobbys sind mit einigen ADHS-Phänomenen verbunden, wie zum Beispiel dem Hyperfokus bei gleichzeitiger Zeitblindheit. Lest euch auch den Beitrag zur ADHS-Steuer bei „S" durch. Ständig neue Interessen zu haben, kann nämlich ganz schön ins Geld gehen. Leider fällt es Menschen mit ADHS-Gehirn am Ende auch wieder schwer, das Hobby aufzugeben

und alle Materialien wieder zu verkaufen. In der Psychologie wird dies als der „Sunk-Cost-Effekt" bezeichnet. Da bereits so viel Geld und Zeit in das Hobby gesteckt wurde, fällt es schwerer, sich davon zu trennen.
Eine Möglichkeit wäre es, sich mit anderen ADHS-Gehirn-Besitzer:innen zu vernetzen und einen „Hobby-Tausch" zu machen. Auf jeden Fall ist es ratsam, sich nicht dafür zu verurteilen, regelmäßig Hobbys zu finden und dann wieder fallen zu lassen.

HÖRPROBLEME (AUDITIVE VERARBEITUNGS- UND WAHRNEHMUNGSSTÖRUNG)

Mit „Hörproblemen" meine ich nicht, dass wir Schwierigkeiten mit unserem Gehör haben. Das Thema ist viel komplexer. Im psychiatrischen Bereich sind die Probleme beim Hören, bei gleichzeitig intaktem Gehör als AVWS, der auditiven Verarbeitungs- und Wahrnehmungsstörung bekannt. Wenn ich für die Kritik „Weil du mir nicht zuhörst!" jedes Mal einen Euro bekommen hätte, wäre ich sicher jetzt reich. Aber wir Menschen mit ADHS-Gehirn haben kein „schlechtes Gehör", sondern Herausforderungen mit der Verarbeitung der Informationen in unserem Gehirn. Wenn wir einen Dopaminmangel haben und unser Gegenüber auch noch etwas „Langweiliges" erzählt, fokussiert sich unser Gehirn möglicherweise auf andere Reize (= Ablenkbarkeit & Unaufmerksamkeit). Dann wirken wir abgelenkt, vielleicht auch desinteressiert. Wir spielen vielleicht instinktiv mit etwas herum, damit wir uns auf den akustischen Input konzentrieren können. Das wird von der Umwelt oft als unhöflich wahrgenommen. Besonders Kinder mit ADHS-Gehirn haben es daher in der Schule schwer, weil sie beim intuitiven Bewältigungsverhalten kritisiert werden. Des Weiteren haben viele von uns einen sehr sensiblen Gehörsinn, der es schwierig macht, die im Moment wichtigen auditiven Informationen herauszufiltern. Bei hochsensiblen Personen wird das meist beschrieben, dass sie „Informationen gründlicher verarbeiten". Bei ADHS wird das aber Reizfilterschwäche genannt. Schon komisch, oder?! Und wie ich beim Punkt „Desorganisation" beschrieben habe, kann es auch hier zu „lagging" kommen. Das heißt, dass das Gehirn etwas mehr Zeit benötigt, um mit der Information zu arbeiten. Das kann sich im Alltag bei jedem Menschen folgendermaßen äußern: Man fragt „Wie bitte?" und zwei Sekunden später kommt die Info erst „richtig" an. Wenn das Gegenüber sich dann wiederholen möchte, kann es aufgrund der Impulsivität dazu kommen, dass wir die Person nicht ausreden lassen und die Frage beantworten. Auch dies kann im sozialen Miteinander oft zu Missverständnissen, aber auch weitreichenderen Konsequenzen führen. Denn uns mit ADHS-Gehirn passiert das nicht nur „mal", sondern ständig. Das kann auf Dauer Mitmenschen so frustrieren und nerven, dass sie beginnen, uns auszugrenzen oder zu schikanieren. Um besser damit umzugehen, versucht zu kommunizieren, dass es keine böse Absicht ist. Bittet die Person zum Beispiel Umgebungsgeräusche auszuschalten (Handy, TV etc.) oder geht an einen ruhigeren Ort.

HYPERFOKUS: EXTREME KONZENTRATION

Der Hyperfokus ist ein Verhaltensmerkmal, was sich bei ADHS-neurodivergenten und autistischen Menschen finden lässt. Im Hyperfokus konzentrieren wir uns so laserscharf auf eine Tätigkeit oder Aufgabe, dass wir das Gespür für Zeit und interne sowie externe Reize verlieren. Das, was wir in diesem Moment machen, schüttet so viel Dopamin aus, dass wir uns nur schwer davon lösen können. Unser Interesse fokussiert sich so stark, dass wir nicht merken, wie viel Zeit vergeht. Wir vergessen alles um uns herum, sodass schon mal mehrere Stunden vergehen können, bis wir merken, dass sich unser Körper meldet. Unser Gehirn verdrängt dabei interne Reize wie Hunger, Durst oder auch Harndrang. Auch äußere Reize, wenn uns jemand anspricht, merken wir kaum. Der Hyperfokus ist eine Stärke von ADHS-neurodivergenten Menschen. In dieser Hyperkonzentration sind wir im perfekten Erregungsniveau, sodass wir immens produktiv sein können. In diesem Zustand können wir Dinge erlernen, für die neurotypische Menschen viel länger brauchen. Wir schaffen sehr viele Dinge, da wir in dieser Situation auch eine sehr gute „Multitasking"-Fähigkeit besitzen. Die Nachteile des Hyperfokus liegen auch auf der Hand. Wir merken nicht, wie wir langsam unterzuckern, dehydrieren, wichtige Ausscheidungsstimuli unseres Körpers missachten und über unsere körperlichen Grenzen gehen. Der Hyperfokus ist vergleichbar mit einem Sprint, nur wird beim Sprint die maximale Leistungsfähigkeit für eine kurze Zeit ausgereizt. Jetzt stell dir mal vor, man macht das über Stunden und merkt es nicht.

Problematische Konsequenzen des Hyperfokus können auch vorkommen, da wir diesen Zustand nicht willentlich kontrollieren können. Er kann unsere Beziehungen, unsere Arbeit, Gesundheit und Schlaf negativ beeinflussen. Er ist Fluch und Segen zugleich. Hält dieser Zustand mehrere Tage oder Wochen an, sprechen wir von einer Hyperfixierung. Das Phänomen des Hyperfokus macht es Betroffenen, aber auch Diagnostiker:innen aufgrund des Stereotyps ADHS schwerer zu erkennen. Da viele Menschen eine stundenlange und ruhige Konzentration auf ein Projekt nicht mit ADHS in Zusammenhang bringen, kommt es zu dieser Fehlannahme. Wenn jedoch etwas unserem persönlichen Interesse entspricht, vielleicht sogar noch neuartig und eine Herausforderung ist, können wir uns sehr gut konzentrieren. Heißt also: persönliche (intrinsische) Motivation schüttet Dopamin aus, daraus wird Noradrenalin und dieses beeinflusst wiederum unsere Konzentration.

VORTEILE:

- kommt sehr gut in Verbindung mit unserer Stärke der Autodidaktik (lange zusammenhängende Phase des Lernens mit vielen Erfolgserlebnissen)
- Wir können Arbeit, für die manche vielleicht eine Woche benötigen würden, in wenigen Stunden erledigen.
- Es macht generell Spaß, sich in einem Thema so zu verlieren.

NACHTEILE:

- Wir vergessen zu essen (Unterzuckerung, ergo schlechtere Emotionskontrolle) und zu trinken (Dehydration, ergo Kopfschmerzen, ...).
- Wir vergessen unsere Blase/auf Toilette zu gehen (siehe auch den Beitrag „Blasenentzündung").
- Zeitblindheit (und plötzlich ist es 5 Uhr morgens – Schlafmangel trägt jetzt auch nicht gerade dazu bei, sich am nächsten Tag top konzentrieren zu können).
- Wir merken andere äußere Reize schlechter, z. B. auch den Alarm für einen Termin u. Ä.

Der Hyperfokus ist eine Phase des absoluten Flow-Stadiums. Unsere Kreativität und unser querverbindendes Denken blühen hierbei besonders auf.

Jedoch gibt es auch Schattenseiten. Den Hyperfokus kann man daher als Superkraft und gleichzeitig Behinderung sehen. Denn ohne eine externe aktive Reizquelle, die uns aus diesem Tunnel holt (z. B. eine andere Person, die uns „wachrüttelt"- bitte nicht wortwörtlich nehmen, sondern lieber winken oder andere visuelle Reize benutzen). In der Konzentration gestört werden, kann auch zu Frustrationsexplosionen (also bitte Vorsicht!) oder anderen negativen Konsequenzen führen, die nicht nur für den Alltag schwerwiegend sind, sondern auch für unsere Gesundheit.

IMPULSKÄUFE

Jeder von uns hat sicher schon mal einen Impulskauf getätigt. Bei ADHS-neurodivergenten Menschen geschieht dies aber regelmäßig und kann schlimme negative Folgen für unsere Finanzen und unsere finanzielle Sicherheit bedeuten.
Impulskäufe müssen hierbei nicht nur Konzerttickets im Wert von mehreren Hundert Euro sein, sondern können auch sinnlose Kleinigkeiten im Alltag sein, die wir eigentlich nicht benötigen.
Es war noch nie so einfach, Einkäufe zu tätigen, was für uns ADHS-Neurodivergente natürlich schnell im Verderben enden kann. Auch war es noch nie so einfach, Dinge auf Raten abzubezahlen oder Kleinkredite zu bekommen, daher muss ein besonderer Fokus auf die finanzielle Bildung ADHS-neurodivergenten Menschen gesetzt werden.
Wie bereits erwähnt, sind Impulskäufe nicht nur teure Anschaffungen, die unser Budget belasten, sondern auch Alltagsdinge wie z. B. Gewürze, Kartoffeln usw. Diese Dinge kaufen wir meist aus dem Impuls heraus, weil unser Gedächtnis mal wieder die Erinnerungen durcheinanderbringt, ob wir nun noch z. B. Thymian im Schrank haben oder ob wir es beim letzten Kochen aufgebraucht haben. Meist entscheiden wir, es einfach mitzunehmen - „kostet ja nichts", um zu Hause dann festzustellen, dass es nun schon die 3. Dose Thymian, Oregano oder Pfeffer oder der 2. Beutel Kartoffeln ist.

Auch hier benötigen wir ein System, um dem Impuls zu widerstehen bzw. keine unnötigen Käufe zu tätigen. Wenn du bei teuren Anschaffungen den Impuls verspürst, es in den Warenkorb zu legen, frage dich:

„Benötige ich das wirklich dringend oder habe ich im Moment nur ein Dopamin-Defizit?“
Zähle sieben Vorteile auf, die dir der Kauf bringt und fünf Nachteile. Behalte die Ware im Warenkorb und warte 10 Minuten. Stell dir gern den Timer dafür. Reflektiere kurz vor dem Kauf noch mal, ob das wirklich eine gute Idee ist. Wenn die Vorteile und der Nutzen für die Zukunft die Nachteile überwiegen, kaufe es. Für den alltäglichen Einkauf erstelle dir eine Liste, welche Lebensmittel und Dinge des täglichen Lebens du immer benötigst. Gib dir beim Einkaufen die Freiheit, zusätzlich drei Dinge zu kaufen, die nicht auf dem Einkaufszettel stehen, um dich nicht ganz zu beschneiden und mit dem Einkauf noch mehr Stress (Impulsunterdrückung) zu haben.
Recherchiere und probiere Apps aus, die dich im Tracking deiner Ausgaben unterstützen. Probiere den Online-Bestell-Dienst von Lebensmittelhändlern aus, um im Laden nicht an verführerischen Angeboten vorbeizukommen und mehr auszugeben, als du wolltest.

IMPOSTER SYNDROM

Das Hochstapler-Syndrom ist ein psychologisches Phänomen, bei dem Betroffene davon überzeugt sind, dass sie nicht so kompetent sind, wie sie von außen wahrgenommen werden. Ein Grund, warum ADHS-neurodivergenten Menschen sich als „Imposter“ sehen ist, weil wir unsere täglichen Herausforderungen derart gut maskieren (verstecken), sodass wir irgendwann das Gefühl bekommen, dass wir andere belügen würden. Wir machen unsere Errungenschaften und Erfolge klein und suchen nicht Erklärungen, sondern Ausreden, dass wir nur Glück hatten und dass das andere auch schaffen könnten. Da wir Aufgaben auf eine andere Art und Weise lösen, als wir es bei anderen sehen, entsteht schnell das Gefühl, dass wir betrügen würden. Das ist vor allem bei unerkannt ADHS-neurodivergenten Menschen der Fall. Wir haben Angst, dass irgendwann jemand dahinterkommen würde, dass wir unsere Fähigkeiten, Qualifikation oder Position auf eine ganz seltsame Art und Weise ermogelt haben, die wir uns ja selbst nicht erklären können. Anzeichen dafür sind vor allem im Arbeitskontext: Selbstzweifel, Unsicherheit, irrationale Ängste und dass jemand einen entlarven könnte.

Da ihr das jetzt wisst, dass es ein verbreitetes Phänomen bei ADHS-Gehirnen ist, könnt ihr jetzt Folgendes tun:

1. Einem Imposter-Syndrom-Gedanken gewahr werden und sich sagen: „Das ist nur mein Imposter Syndrom Gehirn-Trojaner."
2. Sich die Frage stellen: Entspricht dieser Gedanke der Realität? Welche Gegenbeweise habe ich (am besten eine Liste von mindestens fünf Punkten aufschreiben)?
3. Teilt es mit anderen, denen ihr vertraut und die eure Fähigkeiten gut einschätzen können (z. B. im Kontext Job am besten Kollegen und Kolleginnen fragen, in Erziehungsdingen am besten andere Eltern usw.).

ADHS-INERTIA (AUFGABEN-TRÄGHEIT)

Die Aufgabenträgheit oder Inertia (engl.) kommt bei ADHS, aber auch Autismus vor und hat ihren Ursprung in der Exekutivdysfunktion. In der ADHS-Community wird es auch als „ADHS-Paralyse" bezeichnet. Die Trägheit kommt ursprünglich aus der Physik und wurde auf AuDHS-neurodivergente Gehirne übertragen.

Das ADHS-Gehirn ist vergleichbar wie mit einem sehr schweren Gegenstand, einer Kugel oder einem Spinning-Rad. Das erste Newton'sche Gesetz aus der Physik besagt: „Ein Körper bleibt in Ruhe oder gleichförmiger Bewegung, solange er nicht durch äußere Kräfte dazu gezwungen wird, seinen Zustand zu ändern." Und so verhält es sich auch mit einem neurodivergenten AuDHS-Gehirn.

MERKMALE VON ADHS-INTERTIA:

1. Du denkst daran, eine Aufgabe zu beginnen, aber bleibst bewegungslos.
2. Du weißt nicht, wo du überhaupt anfangen sollst. Alles fühlt sich an wie ein riesiger Berg, den du nicht in der Lage bist zu erklimmen.
3. Ängste kreisen in deinem Kopf und du kannst keinen klaren Gedanken fassen.
4. Du weißt weder, was dir helfen könnte noch wie du es ausformulie-

ren sollst, damit dir jemand helfen kann.
5. Es fühlt sich an, ob dein Körper einfach nicht gehorchen will, auch wenn du dich innerlich anschreist, endlich loszulegen.
6. Wenn dich jemand fragt, warum du nichts erledigt hast, kannst du nur mit „ich weiß es nicht" antworten.

WEITERE KONSEQUENZEN KÖNNEN SEIN:

- Du fühlst dich absolut erschöpft, wenn du dich zwingst, die Aufgabe doch zu erledigen. Aber du kommst dabei sehr schwer und langsam voran.
- Du denkst die ganze Zeit an diese Aufgabe, die du vor dir herschiebst, was innere Unruhe, Anspannungszustände, Ängste und körperliche Stresszustände auslöst.

Das andere Extrem oder auch das Gegenteil von Aufgaben-Trägheit ist der Hyperfokus. Wie beschrieben, haben wir auch hier Schwierigkeiten, uns aus der Bewegung (Konzentration) selbst zu „befreien", wenn wir nicht einen äußeren Reiz bekommen, der uns aus diesem Zustand herausholt. Siehe auch „Hyperfokus".

IMPULSKONTROLLPROBLEME

Die meisten Menschen denken bei „Probleme mit der Impulskontrolle" sicherlich sofort an die Unfähigkeit, Emotionen zu regulieren oder so etwas wie „Impulskäufe". Dabei ist die Impulsivität bei ADHS so viel differenzierter.

HIER EINIGE BEISPIELE, WIE SICH DIE IMPULSKONTROLLPROBLEME ZEIGEN KÖNNEN:

- anderen Menschen ins Wort fallen, nicht ausreden lassen oder ihre Sätze beenden
- etwas „schnell" erledigen wollen, wenn man es sieht/ daran erinnert wird (z. B. beim Verlassen des Hauses „noch schnell" die Blumen gießen ... und dann den Bus verpassen)
- eine Tätigkeit unüberlegt beginnen, um nach ein paar Handgriffen

zu merken, dass es effektiver gewesen wäre, es anders zu machen (und somit von vorn beginnen müssen)
- mit der Denke „Das wird schon funktionieren" etwas machen wollen und sich dann zu verletzen (weil keine Sicherheitsvorkehrungen getroffen wurden)

DIE PROBLEME DER IMPULSKONTROLLE KÖNNEN IM EXTREMFALL FOLGENDE SCHÄDLICHE VERHALTENSWEISEN SEIN:

- promiskuitives Verhalten (häufiger Wechsel der Sexpartner:innen)
- riskantes Fahrverhalten im Straßenverkehr
- Kaufsucht
- Essanfälle & „Komatrinken" (Alkoholverzehr über ein moderates Maß)

Die Probleme der Impulskontrolle basieren auf der Dysfunktion unserer Exekutivfunktionen. Für viele hyperaktive ADHS-Gehirne ist Unterstimulation die Hölle. Daher sucht sich das Gehirn ständig neue Reize, um optimal stimuliert zu werden. Meist sind die Verhaltensweisen auch von der „Jagd auf Dopamin" geprägt. All die Beispiele schütten das Motivationshormon aus. Die Exekutivfunktionen sind unter anderem für die Unterdrückung von Impulsen zuständig. Da diese zeitweise beeinträchtigt sind, kommt es zu impulsiven Verhalten. Impulse zu kontrollieren, lässt sich zum Beispiel mit kognitiver Verhaltenstherapie und mentalem Training lernen und verbessern.

INNERE UNRUHE

Besonders Erwachsene berichten über innere Unruhe, durch die sie sich nicht entspannen können. In der ADHS-Community in den sozialen Medien lassen sich Metaphern finden, wie:

- Im Kopf haust ein emsiger Bienenschwarm, der manchmal so laut ist, dass man seine eigenen Gedanken nicht mehr hört.
- Es ist wie 20 Fernseher auf einmal im Kopf anzuhaben, bei denen die Sender aller paar Sekunden wechseln und die Lautstärke schwankt schlagartig zwischen laut und leise, nur hat man selbst die Fernbedienung nicht.

- Es fühlt sich an, wie ein Eichhörnchen im Gehirn zu haben, was ständig herumwuselt und immer auf dem Sprung ist, die nächste Nuss zu finden.

Witzigerweise kann ich besonders die letzte Metapher sehr nachfühlen, da ich vor über 15 Jahren ein T-Shirt gefunden habe mit der Aufschrift „Squirrels in my Brain" (Eichhörnchen in meinem Gehirn) und ich dachte so: „Haha, witzig, so geht's mir auch, das hol' ich mir."

Die innere Unruhe kann zu Ungeduld führen, aber auch Frustration bei Langeweile. Auch trägt diese zu Schlafproblemen bei ADHS bei. Es ist einfach ständig etwas los im Kopf, was wiederum zu chronischer Müdigkeit führen kann. Die innere Unruhe kann das Leben sehr beeinträchtigen. Ein holistischer Ansatz von Therapie, Coaching und gegebenenfalls medikamentöser Behandlung kann hier die Lebensqualität verbessern.

JOURNALING

Tagebuch zu schreiben, oder der neudeutsche Begriff aus dem Englischen „Journaling", hat für ADHS-neurodivergente Menschen mehrere Vorteile, auch wenn es nicht so einfach ist, anzufangen und es kontinuierlich durchzuziehen.

VORTEILE:

- Selbstreflexion & ADHS-Herausforderungstraining
- Stressabbau
- Gesundheits-Check-in, physisch und mental
- Ideen festhalten und Kreativität einen Raum geben
- Ziele definieren & verfolgen
- Musik-Playlist erstellen, während des Journaling (z. B. Entspannungsmusik)
- Handschriftlich, aber auch digital in Word oder per App als Kurz-Check-in

Ich persönlich nutze für verschiedene Themen verschieden designte Notiz- bzw. Journalbücher. Diese helfen mir auch, meine Gedanken und die

Themen zu kategorisieren, die ich ansonsten kaum im Gedächtnis halten kann. In einigen Notizbüchern halte ich meine kreativen Ideen fest, andere sind zur Selbstreflexion und zur regelmäßigen Übung verschiedener psychologischer Methoden. Mit diesen bearbeite ich die Themen, mit denen ich emotional zu tun habe. Somit trainiere ich meine mentale Stärke und es hilft mir mit meiner persönlichen AKD (Ablehnungs- und Kritikdysphorie).

KAFFEE

Koffein stimuliert das zentrale Nervensystem und hat dabei auch eine Auswirkung auf die Ausschüttung von Dopamin. Vorwiegend ADHS-neurodivergente Menschen aus der englischsprachigen ADHS-Community berichten, dass Kaffee auf sie nicht den Effekt hat, den jeder kennt. Es gibt anekdotische Erzählungen, dass er sie nicht wach macht, sondern schläfrig. In der Community wird daher auch humoristisch von „Coffee Naps", also einem „Kaffee-Schläfchen" gesprochen. Die Studienlage ist hier noch nicht eindeutig, da Kaffee wie auch Medikamente nicht bei allen Menschen mit ADHS-Gehirn gleich wirken. Auf manche Menschen mit ADHS-Gehirn wirkt eine Tasse Kaffee beruhigend und sie können sich besser konzentrieren und werden eher müde. Koffein wirkt aber nicht bei jedem gleich. Auf andere ADHS-Neurodivergente könnte Kaffee eher wie bei hochsensiblen Menschen wirken, also den Blutdruck und Herzfrequenz erhöhen, zu einem zittrigen Gefühl beitragen oder Unruhe, Nervosität und Angstzustände begünstigen.

Mit großer Wahrscheinlichkeit nutzen viele (besonders unerkannt) ADHS-neurodivergente Menschen Koffein zu Selbstmedikation. Bei der Selbstevaluierung sollte daher auch der Konsum von Kaffee und Energy Drinks betrachtet werden. Die Einnahme von einem ADHS-Medikament und dem Kaffee-Konsum sollte daher unbedingt mit den behandelnden Ärzt:innen besprochen werden.

KAUFSUCHT

Die Digitalisierung hat Menschen mit ADHS auf diesem Gebiet keinen Gefallen getan. Es war nie einfacher, Produkte zu erwerben und Geld auszugeben. Viele Menschen nutzen Shopping als Stressbewältigungsstrategie. Menschen mit ADHS-Gehirn sind daher prädestiniert, eine Kaufsucht zu entwickeln. Die sofortige Belohnung schüttet Dopamin aus, nach dem wir stets auf der Suche sind. Die Impulsivität einer Kaufentscheidung kann uns aber auch schnell auf die Füße fallen. Oft kaufen wir Dinge, die wir gar nicht benötigen. Impulsives Shopping hängt somit auch mit der „ADHS-Steuer" zusammen. Dies sind alle unnötigen Ausgaben, die man in diesem Fall aufgrund der Impulsivität beim ADHS-Gehirn tätigt.

LEISTUNGSFÄHIGKEIT IM JOB

ADHS-Gehirne sind perfekt für Sprints gemacht und weniger für Marathons. Und damit meine ich die Erledigung von Aufgaben und die Umsetzung von Projekten in wenigen Stunden, Tagen oder Wochen. Bei Vorhaben, die zeitlich darüber hinaus gehen, kann es vorkommen, dass das Dopamin irgendwann „versiegt" und sich „die letzten Meter" nur schleppend umsetzen lassen. Seht euch dazu unbedingt den Beitrag zum „Dop-Drop-Phänomen" an.

Das bedeutet, dass die Leistungsfähigkeit im Job zyklisch ist. Dadurch ergeben sich leider auch Probleme in der neurotypisch dominierten Welt. ADHS-Gehirn-Besitzerinnen und -besitzer sind bei neuen Aufgaben Feuer und Flamme und werden im Team als Top-Performer wahrgenommen. Sie sind auf der anderen Seite aber auch dafür bekannt, dass sie chaotisch, extrem vergesslich und fahrig in der Ausführung sein können – besonders wenn es zum Ende eines Projektes kommt.

So wie es den 4-Jahreszeiten-Zyklus gibt oder auch den Konjunktur-Zyklus gibt, gibt es auch bei der Neurodivergenz ADHS den Leistungszyklus.

Jahreszeiten: Frühjahr – Sommer – Herbst – Winter

Konjunktur: Aufschwung – Hochkonjunktur – Abschwung – Depression

Hierbei ist auch wieder das NAWI-Prinzip zu beachten. Alle neuen Aufgaben und Anforderungen, mit denen ADHS-Neurodivergente konfrontiert werden, können sie spielend leicht erfüllen. Jetzt könnten sich neurotypische Menschen natürlich fragen: „Ja, dann müssen sie eben lernen, ihre Energieressourcen einzuteilen und besser auf sich zu achten". Das ist jedoch gar nicht so einfach. Nicht nur, weil unsere Welt und die Systeme, in denen sie organisiert ist, nicht für uns gemacht ist. Durch das Zusammenspiel, wie unser Gehirn motiviert wird, aber auch Dinge ausblendet, kann es bedauerlicherweise zu lebenshinderlichen und extremen Auf-und-Abs kommen.

Jeder Mensch hat eine Leistungskurve. Jeder Mensch muss sich hin und wieder die Zeit nehmen, um seine Batterien wieder aufzuladen. Besonders bei Menschen, die noch nicht darauf gestoßen sind, dass sie ADHS-neurodivergent sind, stellt diese Einschätzungs- und Handlungsfähigkeit eine Herausforderung dar. Viele bemerken nicht, dass sie sich über ihre Reserven hinaus auspowern. Sie gehen oft über die Belastungsgrenze. Das lässt sich vielleicht noch im jungen Alter kompensieren, aber mit den Jahren wird es schwieriger. Auch gibt es diejenigen, die die ständig wiederkehrenden Phasen des Burnouts schon seit dem Eintritt ins Berufsleben kennen. Oft wird das als „rezidivierende Depression" diagnostiziert, da weder sie selbst noch das medizinische oder psychiatrische Personal den Zusammenhang mit ADHS kennen.

LESEN

Lesen ist für einige ADHS-Gehirn-Besitzer:innen eine große Herausforderung. Wenn der Text generell eher langweilig ist oder wenn wir in dem Moment des Lesens ein Dopamindefizit haben, fällt es uns schwerer, den Sinn des Gelesenen zu erfassen. Durch das verminderte Arbeitsgedächtnis kann es sehr anstrengend werden, den Inhalt eines Textes zu begreifen, wenn wir nach jedem einzelnen Satz vergessen, was davor kam. Auch sind unsere Augenbewegungen anders als bei neurotypischen Menschen. 2014 fanden die Wissenschaftler:innen der Universität von Tel Aviv heraus, dass Menschen mit ADHS-Gehirn ein anderes Blickverhalten haben. Wir können unsere Augenbewegungen nicht so gut kontrollieren wie neurotypische Menschen. Bei Menschen mit ADHS-Gehirn wurde eine höhere Intensität der Mikrosakkaden festgestellt. Sakkaden sind schnelle Augenbewegungen und ein wichtiger Bestandteil bei der Erkundung und der räumlichen Organisation in einer sensorischen Umgebung.

Dies führt dann dazu, dass wir beim Lesen auch mal mehrere Zeilen überspringen und dann verwirrt sind, dass der Text gar keinen Sinn ergibt. Um mit den Augen nicht unwillkürlich Zeilen zu überspringen, kann mit einem Blatt der untere Text verdeckt werden. Außerdem ist das Hören von instrumenteller Musik gut, denn es gibt dem Gehirn einen zusätzlichen Reiz. Damit ist das Gehirn „beschäftigt" und es hilft dabei, sich auf das Wesentliche zu konzentrieren.

Gleichzeitig führen die Augenbewegungen auch zu einem Paradox. Einige von uns können zwar nicht lange lesen, sind aber bei virtuellen Spielen meist besser. Lest dazu den Beitrag Computerspiele unter dem Buchstaben „C".

M-P: VON MASKING BIS PROPRIOZEPTION

MASKING (MASKIERENDES VERHALTEN)

Der Begriff Masking kommt ursprünglich aus der Autismus-Community, um das Phänomen zu beschreiben, wie sich autistische Menschen anpassen, um als neurotypisch wahrgenommen zu werden. Mit Masking schützen sich neurodivergente Menschen vor negativen Konsequenzen, Kritik, Ausgrenzung, Mobbing und Gewalt.

Menschen mit ADHS-Gehirn maskieren ihr Verhalten etwas anders als autistische Menschen. Autistische Menschen maskieren, indem sie vor allem ihre Mimik, Gestik und ihren Tonfall anpassen. Masking bei ADHS sieht wie folgt aus:

- Unterdrücken von Impulsen – wir unterdrücken Verhalten, wie zum Beispiel Stimming, was in unserer Gesellschaft als sozial inakzeptables Verhalten gewertet wird, um nicht negativ aufzufallen. Beispiele können sein:
    - nicht mit irgendetwas (z. B. Stift etc.) herumspielen, um nicht nervös oder kindisch zu wirken bzw. dafür gehalten zu werden (Stimming)
    - angestrengt versuchen, die Konzentration zu halten und offen/

interessiert zu wirken bei Themen, die uns nicht intrinsisch motivieren/interessieren

- Impulse unterdrücken, wie z. B. aufzuspringen und die Dinge zu tun, die einem blitzartig in den Sinn kommen
- Redefluss und eigenen Gesprächsanteil im Dialog oder in der Gruppe intensiv zu beobachten, dass es nicht zu viel wird
- Impuls unterdrücken, andere zu unterbrechen, um eigene Ideen nicht zu vergessen und dann angestrengt versuchen, Gedanken nicht zu verlieren bei gleichzeitigem Zuhören
- Zoning Out Impuls unterdrücken
- Unterdrücken von Frustration, Wut und anderen starken Emotionen, um nicht als „Drama-Queen" oder verrückt gehalten zu werden
- unzählige Erinnerungshilfen einrichten, um keine wichtigen Dinge oder Termine zu vergessen
- Notlügen für solche Momente, in denen man es nicht kontrollieren konnte, zurechtlegen (z. B. „ich stecke im Stau", anstatt zu sagen, dass man ein schlechtes Zeitgefühl hat und etwas später losgefahren ist)

Masking ist sehr anstrengend und kann auch zu einem „Masking-Burnout" führen. Das ist eine Erschöpfungsdepression, die entsteht, wenn Betroffene ihr neurodivergentes, natürliches, intuitives Verhalten versuchen zu verbergen. Dabei versuchen sie im Beruf professionell zu wirken, um nicht ausgegrenzt und kritisiert zu werden oder um gesellschaftlich akzeptiert zu werden.

MELTDOWN

Auch der Begriff Meltdown, also die „Kernschmelze", kommt ursprünglich aus der Autismus-Community und beschreibt den völligen Kontrollverlust und die Überlastung des Nervensystems durch Reizüberflutung. Da manche ADHS-neurodivergente Menschen gleichzeitig hochsensibel sind, erleben auch sie regelmäßig psychische Zusammenbrüche, wenn ihr Gehirn überfordert ist.

Ein Meltdown ist ein Reflex und würde nach den vier Stressreaktionen für den Kampfreflex stehen. Im Verhalten äußert es sich, dass Betroffene schimpfen, schreien oder Dinge von sich werfen. Im schlimmsten Fall können sie auch um sich schlagen und damit sich oder andere verletzen. Ein Meltdown entsteht durch zu viele Reize (Overload = Überlastung), die das Gehirn nicht verarbeiten kann. Ich persönlich grenze einen Meltdown, der auf sensorischer Basis ist, von einem „Blow-up" ab, der durch Frustration und emotionale Überlastung entstehen kann, meist auch konkret aufgrund der ADHS-Herausforderungen. Siehe hierzu „Blow-up".

MISMATCH THEORY

Laut der „Mismatch Theory" stehen unsere modernen Lebensumstände im Widerspruch zu der evolutionsbiologischen Anlage unseres Organismus. Außerdem beschreibt die Theorie, dass ein Merkmal, welches vor Urzeiten einen Vorteil darstellte, in der heutigen Zeit eher ein Nachteil sein könnte. Das heißt, dass die Krankheiten und Gesundheitsprobleme, die sich in den paar letzten hundert Jahren entwickelt haben, rein aus dem Umstand entstanden sind, dass unsere Umwelt nicht an unsere natürlichen menschlichen Bedürfnisse angepasst ist. Beispiele für solche Zivilisationskrankheiten sind Diabetes, Herzkrankheiten, Adipositas, Depressionen und Schlafstörungen. Diese Theorie wird in Bezug auf die Gesundheitsforschung und das Verständnis der menschlichen Anpassungsfähigkeit immer öfter in Betracht gezogen.

Die Jäger-Bauer-Hypothese ist ein anschauliches Beispiel der Mismatch Theory. Sie besagt, dass Menschen mit ADHS die Nachfahren von prähistorischen Jägern sind. Die erfolgreichsten Jäger waren diejenigen, die:

- schnell auf neue Reize reagiert haben (Ablenkbarkeit)
- sehr viel Energie hatten, um ein schnelleres Beutetier zu jagen (Hyperaktivität)
- plötzliche Entscheidungen für eine Strategieänderung treffen konnten (Impulsivität)

Auch konnten diese Menschen für das Überleben der Gruppe von großem Vorteil sein, wenn sie für diese bereit waren, Risiken einzugehen, ohne lang darüber nachzudenken. Auch die eher hypoaktive Form von

ADHS kann hierbei sehr vorteilhaft gewesen sein. Menschen mit dieser Ausprägung waren vielleicht weniger für die Jagd geschaffen, dafür aber für das Auffinden von Essbarem wie Beeren. Die Reizoffenheit, die vielen heutzutage das Leben schwer macht, konnte eine große Stärke sein, wie zum Beispiel der feine Geruchssinn. Vielleicht waren diejenigen auch für die Sicherheit der Gruppe in der Nacht zuständig, da sie durch das sensible Gehör schneller Fressfeinde wie große gefährliche Tiere ausmachen konnten. Nicht selten berichten Menschen mit ADHS-Gehirn, dass sie „Nachteulen" sind, also am Abend und in der Nacht aktiver und wacher als am Tag sind. Einige dieser Eigenschaften lassen sich auch beim Konzept der „Hochsensibilität" finden. Auch hier wird angenommen, dass Menschen mit hochsensitiven Sinnen in Urzeiten einen Vorteil hatten. Durch unsere Umwelt, die immer lauter, schneller und reizüberfluteter wird, wird dieser evolutionäre Vorteil aber langsam immer mehr zum Nachteil.

MÜDIGKEIT, CHRONISCHE

Menschen, die den Stereotypen von ADHS im Kopf haben, würden wohl nicht so schnell darauf kommen, dass ADHS-neurodivergente Menschen von chronischer Müdigkeit heimgesucht werden. Das Kernmerkmal der Hyperaktivität ist auch in den Köpfen von Psychiater:innen noch stark verankert. In den diagnostischen Manualen wird diese mit den Worten „wie von einem Motor getrieben" beschrieben. Im Umkehrschluss müsste das also bedeuten, dass ADHS-neurodivergente Menschen endlos viel Energie haben, richtig? Falsch. Natürlich sind einige von uns im Denken und Verhalten phasenweise hyperaktiv, aber das kann ziemlich anstrengend sein.

Wenn unser Gehirn gefühlt 24/7 Gedanken produziert und man nicht anders kann, als diesen entweder im Handeln oder auch im Denken nachzugehen, wirkt sich das auf die Leistungsfähigkeit, Funktionsfähigkeit im Alltag bis auf unseren Schlaf aus. Gesunder Schlaf wird in unserer Gesellschaft immer wichtiger. Nicht wenige ADHS-neurodivergente Menschen haben etliche Besuche im Schlaflabor hinter sich, ohne eine erfolgversprechende Lösung daraus mitzunehmen. Auf so vielen „Mental Health" Social Media Accounts wird die Wichtigkeit einer Schlafhygiene betont.

Und auch wenn einige der Tipps helfen können, ist für manche mental hyperaktive Menschen erholsamer Schlaf eine seltene Erscheinung. ADHS-Symptomatik und Schlaf besteht in einem Teufelskreis. Man kann durch die mentale Hyperaktivität, Grübeln, Stress, Sorgen, aber auch Ideen nicht zur Ruhe kommen. Dadurch bekommen wir zu wenig Schlaf, der dann am nächsten Tag wiederum unsere Konzentrationsfähigkeit, Stimmung und generelle Energielevel beeinflusst. Auch unser Hyperfokus trägt seinen Teil dazu bei, dass wir nicht auf unseren Körper hören. Wir arbeiten bis in die Nacht und versäumen es, ausreichend Pausen zu machen, in denen wir uns Zeit für gesunde Ernährung nehmen.

Außerdem tendieren wir aufgrund unserer Ablehnungs- und Kritik-Dysphorie sowie des Imposter-Syndroms dazu, uns mehr aufzubürden als nötig und menschenmöglich. Wir übernehmen auf der Arbeit Zusatzaufgaben, für die wir weder Wertschätzung noch Bezahlung bekommen. Wir sagen privaten Gefälligkeiten zu, für die wir eigentlich weder Zeit, noch Lust, noch mentale Ressourcen haben.

Das alles fordert irgendwann seinen Tribut, nicht nur in chronischer Erschöpfung, sondern Burn-out, Depression und psychosomatischen Beschwerden und Krankheiten wie Bluthochdruck oder erworbene Diabetes.

NAWI-PRINZIP

Neurotypische Menschen werden gewöhnlicherweise mit Belohnungen und Strafen motiviert. Menschen mit ADHS-Gehirn dahingegen benötigen andere Einflüsse, um ins Tun zu kommen. Um die Funktionsweise des ADHS-neurodivergenten Nervensystems zu beschreiben, habe ich das Akronym NAWI entwickelt. Es steht für:

Neuartigkeit – aktuelle(r) Druck/Dringlichkeit – Wettbewerb – Interesse

Das ist aus dem englischen Akronym „NICE" von Dr. William Dodson abgeleitet. Dies steht für: „novelty", „interest", „competition/challenge" & „extreme urgency"

Wenn mindestens zwei dieser Rahmenbedingungen erfüllt sind, bekommt die ADHS-neurodivergente Person den Antrieb, loszulegen und die anstehenden Anliegen zu bewältigen.

Hier eine Gegenüberstellung der negativen oder pathologisierten Sicht auf ADHS-Neurodivergente und die Erklärung mit dem NAWI-Prinzip:

NAWI-PRINZIP	DEFIZITE & PATHOLOGIE
Neuartigkeit Neue Dinge sind spannend, fesseln die Aufmerksamkeit und müssen erforscht werden.	**Ablenkbarkeit** Person kann sich nicht auf eine Sache konzentrieren und ist sprunghaft.
Aktueller Druck & Dringlichkeit Leistung und Motivation steigen, wenn in Situationen Handlungen absolut notwendig sind, ansonsten ist das Gehirn im „Energiesparmodus".	**Gestörte Exekutivfunktionen** Betroffene haben Defizite, Handlungen zu initiieren und planvoll abzuarbeiten.
Wettbewerb Wettbewerbssituationen und Vergleich mit anderen lösen Handlung bis hin zu einer gesteigerten Leistung aus.	**Gestörte Exekutivfunktionen** Betroffene haben Defizite, allein Handlungen zu initiieren und planvoll abzuarbeiten (siehe auch „Body Doubling").
Interesse Dinge und Themen, die interessant erscheinen oder generell die intrinsische Motivation treffen, lösen erhöhte Handlungsfähigkeit aus.	**Faulheit / oppositionelle Verhaltensstörung** Besonders bei Kindern wird das Verhalten pathologisiert und als Verhaltensstörung deklariert, wenn das Kind nicht macht, was Erwachsene von ihm verlangen („Kind ist eigensinnig und macht nur, was es will").

ADHS-neurodivergente Menschen sind zum Beispiel auch weniger mit externen Belohnungen wie Geld zu motivieren. Außerdem wurde in Studien herausgefunden, dass Kinder und Jugendliche mit ADHS eine erhöhte Hyperreaktivität auf soziale Belohnungen aufweisen. Das bedeutet, dass sie durch Lob und Anerkennung mehr motiviert werden können als durch Strafen. Dies könnte besonders beim Thema „Wettbewerb" ein ausschlaggebendes Kriterium sein.

PARETO-PRINZIP (80-20-REGEL):

Vilfredo Pareto war ein italienischer Ingenieur, Ökonom und Soziologe, der um 1906 die Verteilung des Volksvermögens in Italien untersuchte. Er fand heraus, dass 20 % der italienischen Familien ca. 80 % des Volksvermögens besaßen. Nach ihm wurde das Pareto-Prinzip benannt. Dieses Prinzip oder auch „Pareto-Effekt" genannt, konnte im Laufe der Zeit auf viele verschiedene Bereiche unseres Lebens übertragen werden. Hier ein paar Beispiele:

- Lagerhäuser: 20 % der Waren beanspruchen 80 % des Raumes
- Vertriebsmitarbeiter: 20 % der Verkäufer sind für 80 % des Umsatzes verantwortlich
- Produktivität & Zeitmanagement: mit 20 % des Einsatzes lassen sich 80 % der Aufgaben erledigen

Das letzte Beispiel ist in Bezug auf ADHS besonders spannend. Menschen mit ADHS-Gehirn haben oft Schwierigkeiten mit dem Zeitgefühl und dem Zeitmanagement. Das ist unter anderem ein Grund, warum wir Aufgaben sehr lange aufschieben und dann „auf den letzten Drücker" machen. Es scheint, dass unser Gehirn intuitiv auf das Pareto-Prinzip geeicht ist.

Stellt euch vor, eine ADHS-neurodivergente Person bekommt über das Wochenende Besuch. Nennen wir sie Maria. Maria weiß, dass sie sicher einige Stunden benötigt, um tipptopp aufzuräumen und sauber zu machen. Maria könnte natürlich bereits zwei bis drei Tage vorher anfangen, immer ein klein wenig aufzuräumen. Ihr Arbeitsplatz könnte mal geordnet werden, ihre unzähligen Bücher, die in der Wohnung verteilt sind, könnten mal wieder ordentlich verräumt werden und der Krimskrams, der sich auf Flächen wie ihrer Couch, ihrem Nachttisch oder dem Küchencounter tummelt, müsste auch mal weggeräumt werden. Fängt sie entspannt, zwei bis drei Tage, bevor der Besuch kommt, an? Natürlich nicht. Denn das ist keine Herausforderung. Aufräumen ist langweilig. Gerade kann sie auch nicht abschätzen, wie lange es dauern würde, ihren Arbeitsplatz aufzuräumen. Also schiebt sie es so lange auf, bis es ca. zwei Stunden vor Ankunft des Besuches ist. Plötzlich kickt ihre Konzentration, ihr Hyperfokus, ihre Multitaskingfähigkeit. Sie wirbelt durch die Wohnung und hat in 20 % der Zeit 80 % ihrer Wohnung aufgeräumt. Wird trotzdem noch irgendwas rumstehen? Vielleicht. Ist das aber superwichtig? Eher nicht.

Vielen kennen dieses Beispiel sicherlich, egal ob neurotypisch oder neurodivergent. Der Unterschied ist, dass wir diesen Druck bei so vielen alltäglichen Dingen benötigen, um für uns „entspannt" Aufgaben zu erledigen. Auch wenn dieses Beispiel viele kennen, neurotypische Menschen finden es meist sehr befremdlich, wenn wir in unserem „Modus" sind. Von außen betrachtet wirken wir vielleicht gestresst, aber das brauchen wir. Das macht uns Spaß. Damit sind wir glücklich. Mit solchen Phrasen wie „am Abend werden die Faulen fleißig" werden wir nicht motiviert (siehe dazu auch Kapitel 3 zum Thema ADHS und Faulheit). Mit gut gemeinten Ratschlägen wie „Fang beim nächsten Mal einfach eher an, dann hast du nicht solchen Stress" tun uns neurotypische Menschen keinen Gefallen. Dadurch bekommen wir nur das Gefühl, dass wir mal wieder nicht richtig sind, so wie wir Dinge tun. Mit solchen Sätzen füllen neurotypische Menschen unser Fass der Scham. Und mit jedem Tropfen, jedem Kommentar, jeder Kritik wird auch das Gefühl gefüllt, ein Alien in einer fremden Welt zu sein. Immerhin können andere auch lernen, ihr Verhalten anzupassen, um effektiver zu arbeiten. Warum also wir nicht? Weil wir nicht neurotypisch sind. Weil wir andere Umstände, Methoden und Strategien benötigen, die uns helfen. Am meisten würde es uns helfen, von anderen einfach so angenommen zu werden, wie wir sind, ganz ohne abfällige Kommentare oder „gut gemeinte Empfehlungen".

PEOPLE PLEASER (FREMDBEDÜRFNIS-ORIENTIERTER MENSCH)

Der Begriff „People Pleaser" kommt aus dem englischen und würde übersetzt „Menschen-Beglücker" heißen. Diese Menschen sind eher auf die Bedürfnisse von anderen konzentriert als ihre eigenen. „People Pleasing" kann eine erweiterte Form der Angst- und Stressreaktion „3Fs" sein. Diese stehen für Fight-Flight-Freeze, also Kampf-Flucht-Erstarren. Diese automatischen Verhaltensweisen im Angesicht einer Bedrohung lassen sich auch bei Tieren finden. People Pleasing, oder die „Fawn-Reaktion" ist eine menschliche Erweiterung. Das Verhalten von People Pleasern ist durch folgende Merkmale gekennzeichnet:

- können schlecht Grenzen setzen oder „Nein" sagen
- haben seltene eine eigene Meinung oder schließen sich der Mei-

nung anderer an

- fühlen sich für andere verantwortlich (Emotionen, wenn anderen etwas Negatives passiert, u.v.m.)
- sind sehr harmoniebedürftig und verhalten sich gegenüber anderen gefällig und entgegenkommend
- können mit Kritik schlecht umgehen, was sich in übertriebenen Perfektionismus äußern kann

Menschen mit ADHS-Gehirn haben ein erhöhtes Risiko, im Erwachsenenalter zu „People Pleasern" zu werden, da wir schon ab der Kindheit für alles Mögliche kritisiert werden. Die frühe Kritik am Verhalten wird über viele Jahre irgendwann vereinnahmt. Im Erwachsenenalter sind viele von uns daher auch darauf geeicht, objektive Aussagen persönlich zu nehmen. Dies ist mit viel Stress und psychischen Schmerz verbunden. Wir erinnern uns: Unser Emotionszentrum, die Amygdala, ist gewissermaßen „übersteuert", was die automatische Reaktion begründet.

PRODUKTIVITÄT

Menschen mit ADHS-Gehirn können unglaublich produktiv sein und gleichzeitig Phasen haben, in denen sie gar nichts umsetzen können. Es scheint oft, als würde es nur zwei Extreme geben: 10-fach so produktiv sein wie alle anderen oder absoluter Stillstand. Das Leben vieler ADHS-neurodivergenter Menschen ist ein Kreislauf von Unterstimulation, Hyperfokus und Überstimulation. Eine Gleichmäßigkeit in die Produktivitätsroutine zu bekommen, scheint oft, als wäre es ein unlösbares Unterfangen. Auch hier gibt es wieder den Mix aus Scham und das Gefühl, irgendwie „kaputt" zu sein, wenn man nicht die maßvolle Produktivität an den Tag legt, wie alle anderen.

Produktivität und Effektivität wird in einer ADHS-Therapie selten thematisiert, da die meisten Psychiater:innen nicht ökonomisch ausgebildet sind. Wir leben in einer kapitalistischen Welt, in der sich fast alles um Effizienz und Erträge dreht. Menschen mit ADHS-Gehirn bekommen leider selten Tools an die Hand, die es ihnen ermöglichen, wirtschaftliches Handeln zu üben. Und wenn doch, sind es neurotypische Methoden, die auf die Dauer nicht nachhaltig und erfolgversprechend sind. Das liegt daran, dass sie nicht für ADHS-Gehirne entwickelt wurden (z. B. Methoden wie die

Eisenhower Matrix, „Eat the Frog" u.v.m.).
Die Produktivität ist eng mit dem NAWI-Funktionsprinzip des ADHS-Gehirns verknüpft. Mit Training und passenden ADHS-Gehirn-gerechten Methoden lässt sich auch hier eine Besserung erzielen.

PROKRASTINATION & ADHS-PARALYSE

Prokrastination ist der Fachbegriff für „pathologisches Aufschieben". Dies ist ein normales menschliches Verhalten, bei dem wir Aufgaben nicht erledigen, aufschieben oder stattdessen etwas anderes tun als das, was im Moment notwendig wäre. Menschen mit ADHS-Gehirn sind aufgrund der Exekutivdysfunktion sehr oft von Prokrastination betroffen. Dieses Aufschieben von Aufgaben kann bei ADHS-neurodivergenten Menschen diverse Ursachen haben:

- Wir können nicht die Anzahl der Schritte abschätzen oder auch die sinnvolle effiziente Reihenfolge.
- Wir können die Zeit nicht abschätzen, die wir für die Aufgabe benötigen.
- Wir gehen bestimmten Dingen aus dem Weg, da diese mit einer Emotion verbunden sind, die wir nicht fühlen wollen (besonders Scham, Wut, Traurigkeit).
- Die Aufgabe ist mit sensorischen Reizen verbunden, die unser Nervensystem meidet.

Das Perfide beim Thema der Prokrastination ist, dass jeder Mensch hin und wieder Dinge „auf den letzten Drücker" erledigt. Da das neurotypische Menschen auch machen, wird das ADHS-Neurodivergenten oft vorgehalten. Meist kommt dann die Kritik, die Person wäre faul, immerhin „können sie es ja auch", „man muss sich eben auch mal zusammenreißen". Der Unterschied zu Menschen mit ADHS-Gehirn ist aber, dass sich neurotypische Menschen dazu aufraffen und ihre Aufgaben im letzten Moment erledigen können, da ihre Exekutivfunktionen nicht grundsätzlich und sehr leicht beeinträchtigt werden. Trotz des Wissens um schwere negative Konsequenzen können manche Menschen mit ADHS-Gehirn aber nicht in die Umsetzung kommen. In der ADHS-Community wird der Zustand „ADHS-Paralyse" genannt. Dabei machen wir vielleicht etwas, was eher „unproduktiv" ist, also zum Beispiel exzessiv Netflix, YouTube oder TikTok schauen oder ein faszinierendes Buch lesen. Innerlich schreien wir uns an, endlich den Arsch hochzukriegen und anzufangen, was leider selten von Erfolg gekrönt ist. Bei der „ADHS-Paralyse" kommt es zur Exekutivdysfunktion, also das Blockieren unserer höheren kognitiven Funktionen. Der mentale Zugang zu Planung und Handlung, Zeitschätzung, Priorisierung und Entscheidungstreffen ist in solchen Moment „gekappt". Die „ADHS-Paralyse" ist keine moralische Verfehlung, noch kann sie mit „genügend Willenskraft" gelöst werden. Jeder Mensch sollte begreifen, dass dieses Phänomen eine unsichtbare Behinderung bei ADHS ist und gutes Zureden sowie harsche Kritik an unserer Fähigkeit, die Dinge anzupacken, eher wenig ändert. Und wenn doch langfristig zu einer Angststörung führen kann.

Um diesen Zustand aufzuheben, sollte ADHS-Gehirn-gerecht gehandelt werden. Dabei kann „Body Doubling" helfen, die Schritte vom kleinsten Handgriff an aufzuschreiben sowie die sensorischen Bedürfnisse zu beachten. Bei der Blockade aufgrund unangenehmer sensorischer Reize kann man überlegen, welcher Sinneskanal es ist und wie dieser „geschützt" werden kann. Staubsaugen ist zu laut? – Hol dir Kopfhörer und höre dabei deine Haushalts-Playlist. Du hasst es abzuwaschen, weil Essensreste zu berühren der Horror wäre, genauso wie schrumpelige Finger zu bekommen? – Versuche es mit Gummi-Handschuhen. Du benutzt dein Arbeitszimmer schon mehrere Monate nicht, warum? Weil es dir zu dunkel ist; hol dir eine oder mehrere neue Lampen.

PILLEN (PSYCHOSTIMULANZIEN)

Die Einnahme eines ADHS-Medikaments ist für viele ein emotionales Thema und in Deutschland noch sehr stigmata- und schambehaftet. Es kursieren viele Mythen darüber und der Begriff Amphetamin weckt in vielen Menschen die Assoziation von Drogen, Drogenmissbrauch und Suchtgefahr. Hinsichtlich der ADHS-Medikation herrschen große Ängste und Vorurteile.

In Deutschland nehmen Studierende ADHS-Medikamente zu Hilfe, um länger lernen zu können. Obwohl die neuesten Studien bereits aufzei-

gen konnten, dass ADHS-Medikamente bei Menschen ohne ADHS keine signifikanten Verbesserungen in den Bereichen Aufmerksamkeit, episodisches Gedächtnis sowie Arbeitsgedächtnis hervorrufen konnten, braucht es sicher noch Jahre, bis sich dieses Wissen verbreitet. Die Ergebnisse dieser Studien zeigten, dass die minimale Verbesserung der Leistung nach Einnahme der Medikamente eher auf einen Placebo-Effekt zurückzuführen war. Die Autor:innen kamen zu dem Schluss, dass die Ergebnisse die Annahme stützen, dass Personen, die bereits über ein optimales Maß an zerebralen Ressourcen verfügen, nicht von der Einnahme des Medikaments profitieren würden. Sie warnten eher davor, dass die Einnahme die kognitive Leistung einschränken und das Lernen für Prüfungen behindern könnten. Die Proband:innen ohne ADHS überschätzten durch ein subjektives Gefühl der Stimulation ihre eigenen Leistungen. Die Risiken einer nicht ärztlich überwachten Einnahme überwiegen die Vorteile bei Menschen, die nicht ADHS-neurodivergent sind.
Psychostimulanzien sind bei der Behandlung von ADHS ein bewährtes Mittel, obwohl immer noch sehr umstritten. Bei 50-65 % der Betroffenen führen Medikamente wie Methylphenidat („Ritalin"), Atomoxetin („Strattera") oder Lisdexamphetamin („Elvanse") zu Verbesserungen der ADHS-typischen Beeinträchtigungen.

HIER EIN KURZER SPANNENDER GESCHICHTLICHER ABRISS:

1885 – Ephedrin (Japan)

Ephedrin wurde 1885 von dem japanischen Chemiker Nagayoshi Nagai aus der Pflanze Ephedra vulgaris isoliert. Es ist wie eine Art Salz und ein traditionell bekanntes Mittel zur Stimulierung und Steigerung der Konzentration im asiatischen Raum. Es ähnelt in seiner Struktur den synthetischen Derivaten Amphetamin und Methamphetamin und wird noch immer in der traditionellen chinesischen Kräutermedizin namens Kampo in Japan verwendet. Nagai synthetisierte später Methamphetamin aus Ephedrin.

1937 – Benzedrinsulfat (USA)

Im Jahr 1937 verabreichte der Psychiater Charles Bradley einigen Kindern mit Verhaltensstörungen „Benzedrinsulfat" zur Behandlung von Kopfschmerzen. Dieses Medikament, aus der Gruppe der Stimulanzien, verbesserte überraschenderweise die schulischen Leistungen, soziale Interaktionen und emotionale Reaktionen der betroffenen Kinder.

1944 – Methylphenidat von Leandro Panizzon

Das Medikament wurde erstmals 1944 von Leandro Panizzon synthetisiert und 1954 von der Ciba-Geigy Pharmaceutical Company als „Ritalin" vermarktet. Panizzon widmete die Entdeckung seiner Ehefrau. Der Markenname leitete sich von ihrem Namen Marguerite oder „Rita" ab. Methylphenidat wurde ursprünglich zur Behandlung von Zuständen wie chronischer Müdigkeit, Lethargie, depressiven Zustände, gestörtes Altersverhalten und mit Depressionen verbundene Psychosen und Narkolepsie verwendet.

Kritik an Psychostimulanzien

Schon Bradley stellte fest, dass Benzedrin lediglich eine vorübergehende Veränderung im Verhalten der behandelten Kinder bewirkte und keinen langfristigen Effekt hatte. Aufgrund dieser Beobachtungen gelangte der Arzt zu dem Schluss, dass dieses Medikament lediglich eine unterstützende Funktion in einem ganzheitlichen Behandlungsansatz einnehmen sollte. Er konnte nicht ahnen, dass die moderne Psychiatrie sich hauptsächlich auf die möglichen Auswirkungen von Benzedrin konzentrieren und seine Erkenntnisse ignorieren würde (Strohl, 2011).

Langzeitstudien

In einer 2023 veröffentlichten Studie konnte aufgezeigt werden, dass Methylphenidat eine sichere und effektive Behandlung von ADHS bei Kindern und Jugendlichen darstellt. Dabei sind die ordnungsgemäße Verschreibung und Überwachung immens wichtig und sollte in regelmäßigen Terminen mit den behandelnden Ärzt:innen stattfinden. Es wurden keine Hinweise auf erhöhte Risiken von Wachstums- oder Herz-Kreislauf-Problemen gefunden.

R-Z: VON RAUCHEN BIS ZONING OUT

RAUCHEN

Nikotin hat bei ADHS-neurodivergenten Menschen den gleichen Effekt wie ADHS-Medikamente (Methylphenidat und andere Amphetaminmedikamente). Es wirkt dopaminerg, das heißt, dass es Dopamin als

Neurotransmitter erhält. Dies ist unter anderem ein Grund, warum viele ADHS-Neurodivergente leidenschaftlich rauchen. Nikotin erhöht die Dopaminausschüttung und kompensiert die typischen Herausforderungen wie Probleme der Aufmerksamkeit, Entscheidungsfindung und andere kognitive Anstrengungen. Außerdem beinhaltet Tabakrauch auch MAO-Inhibitoren. Monoaminoxidase-Inhibitoren hemmen den Dopaminabbau. Dadurch wird das Dopamin im Gehirn erhöht beziehungsweise nicht so schnell abgebaut.

Rauchen ist somit ein Mittel der Selbstmedikation. Es erhöht nicht nur Dopamin im Gehirn, sondern hilft auch bei Stress und Gereiztheit. Rauchen kann daher auch dazu führen, ADHS zu „maskieren". Nicht wenige ADHS-neurodivergente Menschen fangen daher auch schon in sehr jungen Jahren an zu rauchen. Rauchen hilft auch bei der bekannten emotionalen Dysregulation, die für ADHS-neurodivergente Menschen oft mit zwischenmenschlichen Problemen und emotionalem Schmerz verbunden ist.

RISIKOBEREITSCHAFT

Die Fähigkeit, Risiken einzugehen, ist bei Menschen mit ADHS-Gehirn eine große Stärke, hat aber auch ihre Schattenseiten. ADHS-neurodivergente Menschen neigen zu riskantem Verhalten, da die Hyperaktivität und Impulsivität oft unser Verhalten beeinflussen. Es kommt einerseits zu unüberlegten Entscheidungen, andererseits zu Möglichkeiten, da wir schnell Chancen ergreifen. Die Tendenz, Wagnisse einzugehen, kann zu unkonventionellen Lösungen führen. Jedoch sollte man lernen, in welchen Situationen das impulsive Handeln ein Vorteil ist und in welchen es zu schwerwiegenden Konsequenzen führen könnte.

Menschen mit ADHS-Gehirn sind zum Beispiel für das Unternehmertum prädestiniert, da sie sich bietende Gelegenheiten schnell ergreifen und sich mit ihren innovativen Ideen vom Markt abheben. Wenn sie trainieren, wann sie ihrer Risikobereitschaft freie Hand geben, können sie diese in sehr produktive Bahnen lenken.

SCHLAFPROBLEME

Ein- und Durchschlafprobleme sind eine häufige Erscheinung bei ADHS-neurodivergenten Menschen. Die charakteristische Hyperaktivität kann sich dabei motorisch äußern, aber auch mental. Die körperliche Hyperaktivität kann sich zum Beispiel im „Restless-Legs-Syndrom" äußern. Viele Laien verwenden diese Bezeichnung, wenn sie in langweiligen Situationen mit dem Bein wippen. Dies ist aber nicht das Gleiche und bagatellisiert die Belastung Betroffener durch diese neurologische Erkrankung. Beim „Syndrom der unruhigen Beine" hat die betroffene Person einen sehr unangenehmen, intensiven Bewegungsdrang. Dieser kann bei Entspannung oder beim Schlafengehen eintreten und schwer erträglich sein. Des Weiteren kann auch die mentale Hyperaktivität zur Schlaflosigkeit führen. Dies ist oft schwer von einer Angststörung oder Depression abzugrenzen. Bei den psychischen Erkrankungen sind Betroffene in Gedankenkreisen gefangen. Sie machen sich über alles Mögliche in ihrem Leben Sorgen und geraten in Spiralen von Gedankengängen, die keinen positiven Effekt haben, da sie nicht zu Lösungen führen. Dabei werden oft Szenarien aus dem Alltag analysiert oder mit „hätte", „wäre" und „könnte" durchgespielt. Dadurch finden diese Menschen nicht zur Ruhe, da auch in solchen Situationen des Stresses die Exekutivfunktionen und das Arbeitsgedächtnis „nicht voll da sind". Das bedeutet, dass beim Durchdenken einer Situation auch oft von vorn angefangen wird, da man mittendrin den Faden verliert. Jedoch kann auch die Kreativität schlaflose Nächte bereiten. Hierbei werden dann die vielen Ideen durchdacht, die möglich wären. Dies können zukünftige private Projekte sein, aber auch andere Themen wie Beruf und Karriere oder persönliche Ziele. Um in diesem Bereich Besserung und mehr Lebensqualität zu erreichen, können kognitive Verhaltenstherapie, Erlebtes und Gedanken aufzuschreiben (Journaling) sowie eine Routine für Schlafhygiene hilfreich sein.

SMARTPHONE-SUCHT

Sucht wird im Oxford Dictionary definiert als „krankhafte Abhängigkeit von einem bestimmten Genuss- oder Rauschmittel" und als „übersteigertes Verlangen nach etwas".

Mobiltelefone sind aus unserem heutigen Alltag gar nicht mehr wegzudenken. Die sozialen Medien und das Internet im Allgemeinen haben seit 2004 die Menschheit im Sturm erobert. Erst Myspace, später kamen dann YouTube, Facebook, Instagram, Pinterest, Twitter, Snapchat hinzu und seit einigen Jahren erfreut sich TikTok wachsender Beliebtheit. Die Apps, die so angelegt sind, dass man bis in die Endlosigkeit weiterscrollen und immer neue Inhalte sehen könnte, sind für ADHS-Gehirn-Besitzer:innen mit einem großen Suchtrisiko verbunden. Da unser Gehirn ständig nach dem nächsten Dopamin-Kick sucht, sind diese Medien und Apps genau für uns gemacht. Wir bekommen eine große Menge an Stimulation über diese Apps. Das nächste leckere Rezept auf Pinterest, die nächste spannende Kurzdokumentation auf YouTube, das nächste lustige Video auf TikTok, das alles sind für unser Gehirn Verführungen, denen wir nur schwer widerstehen können. Was können wir hier also tun? Denn es ist ja nicht so, dass wir es gut finden, alltäglich eine Menge Zeit auf diesen Apps zu verbringen und zu verschwenden, aber der Sog und der Dopamin-Kick macht es schwierig, sich davon mit purer Willenskraft zu lösen.

HIER EIN PAAR TIPPS:

- Benachrichtigungen der Apps ausschalten, um keine Push-Nachrichten mehr auf dem Desk-Screen zu bekommen
- App nicht auf den Desk-Screen legen, sondern am besten versteckt (hierbei können auch Angehörige helfen, die App immer mal wieder in einem anderen Ordner zu „verstecken")
- sich in die App mit einem sehr komplizierten Passwort einloggen und nicht dem Facebook Account oder Google, um sich nach der Nutzung ausloggen zu können und somit mehrere Schritte hat, wenn man die App wieder benutzen möchte.
- Handy schrittweise mal zu Hause lassen, wenn man es nicht benötigt (z. B. bei Arztbesuchen etc.), um zu lernen, dass es auch ohne konstante Beschäftigung funktioniert
- Dinge, die man impulsiv bei Google nachschauen möchte, notieren und feste Recherchezeiten einplanen (z. B. im Zug oder Bus)
- handyfreie Zonen einrichten und von Angehörigen helfen lassen, diese einzuhalten (z. B. Coach, Bett, Esstisch, ...)
- Mehrwert einer App reflektieren und abwägen und diese gegebenenfalls löschen

SOZIALES MODELL VON BEHINDERUNG

Das soziale Modell von Behinderung steht dem pathologischen Modell von Behinderungen entgegen. Es beleuchtet körperliche und psychische Einschränkungen nicht aus der Sicht, wie die betroffene Person behandelt werden kann, um sie zu „reparieren". Dies ist im Grunde die pathologische Sicht auf den Menschen, die in Industrieländern weit verbreitet ist. Das soziale Modell fokussiert sich auf die Barrieren der Umwelt, wie zum Beispiel gesellschaftliche und kulturelle Barrieren sowie Grenzen in der Kommunikation, dem Wissen, der Organisation und dem Umgang mit Menschen, die von der „Norm" abweichen.

IM BEZUG AUF ADHS IM KINDESALTER KÖNNTE DAS WIE FOLGT AUSSEHEN:

MERKMAL	PATHOLOGISCHES MODELL (KRANKHAFT)	SOZIALES MODELL (ANDERE BEDÜRFNISSE)
Motorische Unruhe / Hyperaktive Motorik	Betroffene müssen durch therapeutische Interventionen und Medikamente behandelt werden, um andere nicht zu stören.	Bedürfnis kann durch „Fidget" Spielzeuge gestillt werden, damit Konzentration möglich ist.
Ablenkbarkeit	Betroffene müssen durch therapeutische Interventionen und Medikamente behandelt werden, um der Lehrkraft zuzuhören.	Umgebung wird reizarm gestaltet, Ablenkungen minimiert (z. B. in der ersten Reihe sitzen, um nicht visuell von anderen abgelenkt zu werden).
Impulsives Antworten & Reinreden	Betroffene müssen durch therapeutische Interventionen und Medikamente behandelt werden, um sich an andere anzupassen und ein gutes soziales Miteinander zu fördern.	Mitmenschen können aufgeklärt werden, was impulsives Sprechen bedingt. Eine positive Kommunikation und ein respektvoller Umgang kann von beiden Seiten (Betroffene selbst + Mitmenschen) gefördert werden.

IM BEZUG AUF ADHS IM ERWACHSENENALTER KÖNNTE DAS WIE FOLGT AUSSEHEN:

MERKMAL	PATHOLOGISCHES MODELL (KRANKHAFT)	SOZIALES MODELL (ANDERE BEDÜRFNISSE)
Projekte & Aufgaben „verzetteln"	... konstante Arbeitsleistung bei wenig Management der Führungskraft zu erbringen	Führungskraft wird geschult, wie ADHS-Gehirne effektiv arbeiten, um Unterstützung und Management adäquat anzupassen; Betroffene werden mit ADHS-Gehirn-gerechten Methoden der Selbstorganisation geschult.
Konzentrationsprobleme	... effektiv zu arbeiten und konstante Leistung zu erbringen; bei gleicher Umgebung wie für alle anderen Mitarbeitenden. (z. B. Großraumbüro).	Büroräume werden bedürfnisgerecht angeboten; Räume mit viel sensorischen Reizen (Telefonate usw.) und wenig sensorischen Reizen (stille Büroräume); Geräusch-unterdrückende Kopfhörer werden kostenlos angeboten.
Lange Monologe halten	... sich an die neurotypischen Standards anzupassen.	Divergierende „Sprache der Liebe" wird erkannt, als diese akzeptiert und wertgeschätzt.

Neurologische Abweichungen werden unter dem Neurodiversitätsparadigma mit dem sozialen Modell der Behinderung betrachtet. Menschen, die neurologisch anders „gestrickt" sind, sollten hierbei nicht „geheilt" werden, sondern mit ihren speziellen Bedürfnissen angemessene Behandlung und Unterstützung bekommen.

SPRACHE DER LIEBE

Die Sprache der Liebe ist bei ADHS und Autismus etwas anders als bei neurotypischen Menschen. Natürlich heißt das nicht, dass nicht auch neurodivergente Menschen ihre Zuneigung durch Geschenke, körperlichen Kontakt, Worte der Anerkennung, persönliche Hilfe und Zeit zu zweit zeigen.

Jedoch sind die Unterschiede so subtil, dass es hier zu großen Missverständnissen bis hin zu emotionalen Verletzungen kommen kann - auf beiden Seiten. Wenn AuDHS-neurodivergente Menschen ihre Sympathie zeigen wollen, machen sie das auf fünf Arten:

PENGUIN PEBBLING (PINGUIN-KIESEL-GESCHENK)

Diese Sprache der Liebe leitet sich tatsächlich vom Verhalten von Pinguinen ab. Diese bringen sich als Zeichen der Zuneigung kleine Kieselsteine. Bei AuDHS-neurodivergenten Menschen zeigt sich das, indem sie den Menschen, die sie mögen oder lieben, kleine Geschenke machen. Diese kleinen Aufmerksamkeiten sind besonders für neurotypische Menschen meist nicht auf den ersten Blick nicht als Zeichen der Sympathie oder Liebe erkennbar. Beispiele sind:

- Senden von Memes oder Bildern aus dem Internet, von denen sie denken, es könnte der anderen Person gefallen (oder getreu dem Motto „Schau mal, das erinnert mich an dich")
- kleine Mitbringsel, z. B. Streichholzschachtel, Bierdeckel, Buttons, Kaugummiautomat-Ring (selbes Motto: „Das erinnert mich an dich" oder „Du hast mal vor drei Jahren davon erzählt, dass du Vintage-Bierdeckel magst, also habe ich dir das mitgebracht"

Diese kleinen Geschenke können auf neurotypische Menschen oft einen falschen Eindruck machen. Sie interpretieren das oft nicht als Zeichen der Zuneigung, sondern als Hohn. Sie verstehen die Nachricht dahinter oft nicht und fühlen sich dann veräppelt oder nicht ernst genommen. Viele Menschen verbinden den Preis eines Geschenkes mit der Größe der empfundenen Liebe. Das bedeutet, dass kleine, günstige oder sogar kostenlose Geschenke eher Enttäuschung auslösen als Freude, Dankbarkeit und Wertschätzung.

INFODUMPING (INFO-WASSERFALL-MONOLOG)
Beim „Infodumping" überschüttet die AuDHS-neurodivergente Person eine andere mit sehr vielen Informationen, zum Beispiel über das eigene Spezialinteresse, die derzeitige Hyperfixation oder generell Wissen, welches sie spannend findet. Indem sie diese Informationen wasserfallartig wiedergibt, möchte sie Wertschätzung zeigen. Man könnte es übersetzen mit „Schau mal, wie cool diese Informationen sind, ich möchte dich an diesen Erkenntnissen gern teilhaben lassen". Leider wird Infodumping von den meisten neurotypischen Menschen als selbstsüchtig oder nervig interpretiert. Die wenigsten verstehen den privaten Vortrag als Zeichen von Wohlwollen und Verbundenheit. Ein anschauliches Beispiel gibt es in der Serie „Young Sheldon". Sheldon ist ein hochintelligenter Junge, der als Autist geschrieben wurde, jedoch wird das in der Serie nie offiziell benannt. In Staffel 1, Folge 8 stellt ihm sein Vater mehrere Fragen über Blitz und Donner, um ihn aufzumuntern. Sheldon trägt hochwissenschaftlich vor, wie alles zusammenhängt und fühlt sich dadurch besser. Auch in der Serie Big Bang Theory gibt es viele Szenen, in denen er sein Wissen mit seinen Freunden und Freundinnen teilt.

PARALLEL PLAY (ZU-ZWEIT-ALLEIN)
Diese Art der Liebessprache wird meist bei autistischen Menschen beschrieben. Der Vollständigkeit halber und weil es so viele Überschneidungen bei ADHS und Autismus gibt, möchte ich sie dennoch erklären. Autistische Menschen mögen es, wenn sie eine geliebte Person in ihrer Nähe haben, mit dieser aber nicht zwingend interagieren. Das kann besonders für Außenstehende befremdlich wirken, denn man kann ja auch allein für sich ein Buch lesen oder andere Dinge tun. Sich zu verabreden, aber dann nicht miteinander zu sprechen, können die wenigsten nachvollziehen. Bei dieser Art der neurodivergenten Interaktion ist aber allein die Entscheidung, eine andere Person zur Entspannung in seiner Nähe zu haben, ein großes Zeichen der Liebe.

ANECDOTAL CONNECTION (ANEKDOTISCHE VERBINDUNG)
Die anekdotische Verbindung ist eine der meist missverstandenen Sprachen der Liebe bei Neurodivergenz. Diese erzeugt die meisten Unstimmigkeiten, Fehlannahmen und Kommunikationsprobleme zwischen neurotypischen und AuDHS-neurodivergenten Menschen. Die anekdoti-

sche Verbindung wird auch oft genutzt, um Empathie und Verständnis zu zeigen. Das Problem hierbei ist, dass viele neurotypische Menschen das Verhalten fehlinterpretieren und denken, dass die neurodivergente Person die Thematik auf sich lenken möchte. Wenn sich zwei Menschen verschiedener Neurotypen unterhalten und die neurodivergente Person zeigen möchte, dass sie den Schmerz ihres Gegenübers versteht, wird sie, vorausgesetzt sie hat dieselben Erfahrungen gemacht, eine ähnliche persönliche Geschichte erzählen. Damit möchte sie sich selbst verletzlich zeigen und aussagen „ich war selbst schon in dieser Situation, ich weiß, wie schmerzhaft es ist, ich kann dich 100 % nachfühlen". Dies kann aber so rüberkommen, dass sie nur das Gespräch an sich reißen möchte und vom Leid der anderen Person ablenken will. Ein spannender Fakt ist, dass unerkannt neurodivergente Menschen sich dadurch finden und schnell anfreunden können. Wenn beide auf dem neurodivergenten Spektrum sind, verstehen sie intuitiv, was die andere Person damit zeigen will. Dies kann dazu führen, dass neurodivergente Menschen untereinander schneller innigere Verbindungen aufbauen als neurotypische und neurodivergente.

LOGIC SOLUTION GIFT (GESCHENK DER LOGISCHEN LÖSUNG)
Auch das Geschenk der logischen Lösung kann bei der empathischen Reziprozität zwischen neurotypischen und AuDHS-neurodivergenten Menschen zu einigen Schwierigkeiten führen. Nehmen wir an, eine neurotypische Person hat ein Problem, welches sie sehr stark emotional belastet. Wenn eine AuDHS-neurodivergente Person von dem Problem erfährt, ist einer der ersten Impulse, in einen rationalen Lösungsmodus zu gehen. In dieser Situation stellt sie viele Fragen, um alle Informationen (Daten) darüber zu sammeln. Der neurotypische Mensch hingegen fühlt sich nicht wahrgenommen und möchte lieber getröstet und in den Arm genommen werden, anstatt sofort nach einer Lösung zu suchen.

Die ersten vier Arten werden auch oft in der englischsprachigen AuDHS-Community beschrieben. Hier sind weitere Beispiele, wie das divergierende Verständnis von Sympathie und Zuneigung zu Missverständnissen führen kann, wenn neurotypisch auf neurodivergent trifft. Hierbei ist Petra neurotypisch und Amy neurodivergent:

Petra will sich einfach nur über ihren Teamkollegen aus einer anderen Abteilung beschweren. Amy deutet ihr Verhalten als Zeichen des Vertrauens und der emotionalen Verbindung. Dabei will Petra nur ihren emotionalen Ballast „abwerfen". Andersherum kommt es zum Missverständnis, dass Petra denken könnte, sie wird nur mit den persönlichen Problemen überschwemmt, obwohl sich Amy verletzlich öffnet, da sie Petra sehr mag. Ein weiteres Beispiel könnte sein, dass Petra einfach nur ihren „Müll" (also überflüssige Gegenstände, die nicht mehr in Verwendung sind) verschenkt, um Platz zu schaffen. Amy interpretiert das als emotionales Geschenk und nimmt an, dass die Beziehung oder Freundschaft eine besondere Tiefe hat. Amy wird aber enttäuscht, da es sich irgendwann zeigt, dass das nicht der Fall ist. Auch Penguin Pebbling wird oft missinterpretiert. Petra könnte kleine Geschenke von Amy als „Schrott" wahrnehmen und als Hohn deuten. Dabei wollte Amy nur zeigen, wie gut sie ihr beim letzten Gespräch zugehört hat und schenkte ihr einen Button und eine besonders schöne Kastanie.

STEUER; ADHS-STEUER

Die ADHS-Steuer ist ein weiteres ADHS-spezifisches Phänomen. Diese „Gebühren" sind alle Zusatzkosten & Opportunitätskosten, die durch die spezielle Funktionsweise unseres Gehirns entstehen. Der Begriff entwickelte sich in der englischsprachigen ADHS-Community. Die Mehrkosten entstehen durch die Einschränkungen der Exekutivfunktionen, wie zum Beispiel „Blindheit durch Unaufmerksamkeit", Vergesslichkeit, Impulsivität, „Zeitblindheit" u.v.m.

Diese können sein:

1. **Impulsivität/Impulskäufe:**

- kostspielige Konzertkarten
- teure Technik/„Spielzeug"
- neues Hobby/neue Hyperfixation
- Alltagsgegenstände (mehrmals)
- Make-up, Cremes, Styling-Produkte (neu auf dem Markt oder mit aufregender Verpackung)
- Verträge (Fitness-Studio etc.)
- (Zeitungs-)Abos

2. **Probleme des Zeitgefühls + Vergesslichkeit**

- verfallene Lebensmittel
- Fahrkarten (Abo etc.)
- Rezepte für Medikamente
- Bücherrückgabe in der Bibliothek
- Stromnachzahlungen/Betriebskosten

3. **Probleme des episodischen Gedächtnisses:**

- Blindheit durch Unaufmerksamkeit + Impulsivität
- Mehrausgaben generell, weil man vergessen hat, dass man sie bereits hat (z. B. Lebensmittel wie Gewürze, Milch etc. oder auch Bücher)

4. **Exekutivdysfunktion:**

- durch Stress & Dopaminmangel
- Rechnungen & Mahnungen, die man bezahlen will, aber nicht kann
- vergessene Anträge zur Einreichung
- nicht angemeldete Prüfungen (Auto, ...)
- Strafzettel
- Abmeldung von ungenutzten Diensten

5. **Gestörte Propriozeption:**

- = Wahrnehmung des Körpers im Raum/Tollpatschigkeit,
- Pflaster, Wundsalben, Schmerzmittel
- Geschirr, Gläser etc. durch Bruch
- zerstörtes Eigentum durch Ungeschicke
- (Auto-) Unfälle

6. **Sensorische Probleme:**

- Noise Cancelling Kopfhörer/Hörschutz
- bestimmtes (teures) Safe-Food
- Kleidung aus teureren, sensorisch angenehmeren Materialien

Die ADHS-Steuer ist vor allem für Betroffene aus finanziell schwächeren Kreisen eine große Belastung. ADHS-neurodivergente Menschen, die finanziell besser dastehen, fällt es weniger auf, dass sie solche Mehrkosten haben. Außerdem können sie sich auch eher unterstützende Maßnahmen leisten als ärmere ADHS-Neurodivergente (siehe auch Scanner-Persönlichkeiten).

STIMMING

Stimming kommt aus dem Englischen und bedeutet „selbststimulierendes Verhalten". Diese repetitiven Verhaltensweisen können Bewegungen, das Produzieren von Geräuschen, aber auch andere Handlungen sein, die mit den sensorischen Reizen zusammenhängen. Es hilft bei Überstimulation, aber auch bei Unterstimulation. Beispiele sind:

- Motorisch = mit etwas klappern, auf dem Tisch mit den Fingern auftippen/klopfen, mit dem Bein wippen, mit kleinen Gegenständen herumspielen (z. B. Stift, „Fidget Spinner"), eine Haarsträhne zwirbeln, ziellos herumkritzeln
- Akustisch = selbst Geräusche machen (z. B. Beatmoxen, Pfeifen, singen), ein und denselben Ton/Sound oder Lied über mehrere Stunden hören
- Gustatorisch/motorisch = snacken, ständig etwas kauen (auf etwas herumkauen, wie Stifte o. Ä. oder auch Kaugummi etc.)

Mit Stimming versucht das ADHS-Gehirn nicht nur die Hyperaktivität zu kompensieren, sondern es hilft Betroffenen, sich durch einen zusätzlichen Reiz auf eine bestimmte Sache bewusst zu konzentrieren. Wie bei Autismus ist es eine nützliche Verhaltensweise zur Selbstregulierung. Dadurch können auch Stress und Angstgefühle gemindert werden. Wichtig zu beachten ist, dass es ein normales menschliches Verhalten ist. Jeder Mensch macht hin und wieder solche Dinge, wenn Langeweile herrscht, aber auch bei der Stresskompensation. Der Unterschied ist, dass Stimming-Verhalten bei ADHS-neurodivergenten und auch autistischen Menschen sehr viel häufiger auftritt und nicht unterbunden werden sollte. Das Verbot, aber auch die beschämende Kritik solchen Verhaltens hat einen massiv negativen Effekt auf die mentale Gesundheit Betroffener. Es gibt auch nichthilfreiche Bewältigungs- und Stimming-Verhaltensweisen wie Nägel kauen, an Hautunebenheiten herumspielen oder auf Zunge, Wangen oder Lippen kauen. Hierbei können sogenannten „Stimming Toys" Linderung schaffen, sodass man sich nicht selbst verletzt.

TASKWECHSELPROBLEME

Die Schwierigkeit, zwischen verschiedenen Aufgaben zu wechseln, ist ein häufiges Symptom bei ADHS. Das Paradoxe hierbei ist wieder, dass wir in kritischen Situationen, wie zum Beispiel Notfällen, absolut keine Probleme damit haben. Meist können wir sogar schneller denken, entscheiden und reagieren als neurotypische Menschen. Im Alltag, wenn wir langweilige und nicht gerade herausfordernde Aufgaben bewältigen müssen, kann es jedoch häufiger dazu kommen, dass wir beim Übergang von einer Handlung zu einer anderen ins Stocken geraten. Dann wissen wir plötzlich nicht mehr, was wir als Nächstes machen wollten und was der erste Schritt der neuen Aufgabe ist. In solchen Fällen fällt es uns schwer, Prioritäten zu setzen und ins Tun zu kommen. Auch dieses Phänomen können auch neurotypische Menschen gelegentlich erleben, wenn sie generell viel Stress ausgesetzt sind und physisch ermüdet. Die Taskwechselprobleme treten beim ADHS-Gehirn jedoch regelmäßig auf und beeinträchtigen das ganz normale Alltagsleben. Zu den Problemen von einer Tätigkeit zu einer anderen zu wechseln, gehören auch die „ADHS-Inertia" und „ADHS-Paralyse".

UMSETZUNG VON VERBALEN ANWEISUNGEN:

Das Umsetzen von verbalen Anweisungen ist für viele mit ADHS-Gehirn phasenweise eine Herausforderung. Hierbei wirken zwei Elemente zusammen, die uns dabei behindern können, Gesagtes zu verarbeiten und demnach planvoll zu handeln.

Diese Elemente sind die auditive Verarbeitungs- und Wahrnehmungsstörung und das kurze Arbeitsgedächtnis. Diese Unfähigkeit kann auf die Dauer einen schädlichen Einfluss auf zwischenmenschliche Beziehungen und auch den Selbstwert haben. Durch die AVWS können wir manchmal nicht genau dechiffrieren, was zu uns gesagt wurde. Das kann durch das Dopamindefizit bedingt sein, aber auch durch unsere Reizfilterschwäche. Wenn wir zum Beispiel einen „schlechten Tag" haben und uns aufgrund des Dopamindefizits nicht gut konzentrieren können, kann sich das auch auf unsere Hör- bzw. Verarbeitungsfähigkeit auswirken. Aber auch in Umgebungen, in denen es verschiedene akustische Quellen gibt, kann es schwierig werden. Man muss dazu nicht in einem Großraumbüro sitzen, sodass die AVWS eintritt. Auch in kleinen Räumen, in denen sich mehrere Menschen gleichzeitig unterhalten, kann es zu den Schwierigkeiten kommen.

Hinzu kommen dann noch die Probleme der Exekutivdysfunktion. Die Exekutivfunktionen des Gehirns, die auch maßgeblich am Arbeitsgedächtnis beteiligt sind, können durch das Dopamindefizit beeinträchtigt sein. Das bedeutet, dass wir uns auch wenige Informationen und Anweisungen nicht merken können. Unser Gehirn kann also so „überlastet" sein, dass das automatische Filtern wichtiger Reize sowie die Kapazität des Kurzzeitgedächtnisses eingeschränkt sind. Nicht selten kommt es im privaten, aber auch im beruflichen Kontext zu Missverständnissen und Fehlannahmen. Neurotypische Menschen, die dieses Phänomen nur im äußersten Stress erleben, kritisieren dann die ADHS-neurodivergente Person mit Aussagen wie „... , weil du mir nicht zuhörst." Solche Aussagen können sich darauf beziehen, dass wir entscheidende Punkte vergessen oder im wahrsten Sinne des Wortes überhört haben. Außenstehende beurteilen das Verhalten dann oft als Respektlosigkeit. Sie kämen nicht auf die Idee, dass dieses Phänomen, was nur in speziellen Situationen eintritt, die Ursache einer fluktuierenden unsichtbaren Behinderung ist. Betroffene können lernen, für das Eintreten dieses Umstandes achtsam zu werden und dann entsprechend mit ihren Mitmenschen zu kommunizieren. Grundsätzlich ist es für ADHS-neurodivergente Menschen von Vorteil, Anweisungen in schriftlicher Form zu bekommen. So lassen sich Irrtümer und negative Konsequenzen für alle Beteiligten minimieren.

VERRINGERTE SELBSTWAHRNEHMUNG (INTEROZEPTION)

Interozeption ist die Fähigkeit zu spüren, was sich im Körperinneren abspielt. Wenn die Aufmerksamkeit auf etwas anderem liegt als den eigenen Körpervorgängen, kann es zu unschönen Konsequenzen führen. Der Hyperfokus ist besonders ein Zustand, bei dem die Aufmerksamkeit im Außen liegt. Das bedeutet, wenn jemand mit ADHS-Gehirn sich sehr auf eine Sache konzentriert, werden andere Reize nicht so gut wahrgenommen oder schnell weggeschoben. Dies kann sich so äußern, dass man nicht merkt, dass man dehydriert oder unterzuckert ist oder auf Toilette gehen sollte. Auch ist es möglich, dass dadurch Stöße oder andere Verletzungen nicht registriert werden. Erst Minuten später sieht man dann „Oh, ich blute ja". Oder man fragt sich nach Tagen, wo „plötzlich" diese geheimnisvollen blauen Flecken herkommen. Ohne visuelle oder akustische Reminder kann es auch vorkommen, dass wir solche Dinge „vergessen", weil wir nicht merken, dass unser Körper schon dreimal einen Alarm gegeben hat. Lest hierzu auch den Beitrag über Blasenentzündungen.

WARTEMODUS-SYNDROM

Der Wartemodus ist auch eines der ADHS-Phänomene, welches unser Leben oft stark beeinträchtigt. Es ist zwar kein Diagnostikkriterium oder wird in offiziellen Unterlagen oder Büchern benannt, beschreibt aber die Lebensrealität vieler Betroffener. Wahrscheinlich wurde er erst 2020 in einem Tweet von @semispeaking erwähnt. Er beschreibt es wie folgt:

„Eine sehr lästige Gehirnfunktion, die ich habe, ist der sogenannte Wartemodus. Heute zum Beispiel muss ich um 14:45 Uhr zu einem MRT gehen. Leider hat mein Gehirn um 12:30 Uhr oder so beschlossen, den Wartemodus zu aktivieren, was bedeutet, dass ich, anstatt etwas zu erledigen, einfach hier sitzen und warten muss."

Wie Dr. Barkley so treffend beschreibt, sind wir „blind für die Zukunft". Dies beeinträchtigt nicht nur unsere Fähigkeit, Zeit wahrzunehmen und zu schätzen. Das bedeutet, dass wir nicht abschätzen können, wie lang eine Aufgabe dauern würde und ob sie noch vor dem Termin abgeschlossen werden könnte. Da wir nicht ad hoc einschätzen können, ob es sich lohnt, eine Handlung zu beginnen und durchzuführen, kann es dazu führen, dass wir plötzlich wie gelähmt sind und nichts Produktives bis zu dem Termin erledigen können. Das hat mit der „Zeitblindheit" zu tun und meines Erachtens mit dem intuitiven Haushalten von Energien. Dadurch, dass wir für viele Dinge im Alltag mehr mentale Energie aufwenden müssen, ist meine Theorie, dass sich das Gehirn mit dieser „Blockade" schützt, sinnlos Energie zu verschwenden. Dies könnte es auch speziell bei denen mit der hyperaktiven- und Kombiausprägung von ADHS der Fall sein, dass sie so große Frustration erleben würden, wenn die Handlung nicht vor dem Termin abgeschlossen ist. Dafür hat das Gehirn diesen „Not-Modus" entworfen. Dies hängt auch mit der „Taskwechselstörung" und der Exekutivdysfunktion zusammen.

ZEITBLINDHEIT

Der Begriff „Zeitblindheit" wurde von dem ADHS-Experten Dr. Russel Barkley geprägt. Menschen mit ADHS-Gehirn haben Schwierigkeiten damit, Zeit richtig abzuschätzen, und haben auch ein schlechteres Gefühl der Zeitwahrnehmung. Wir leben immer im derzeitigen Moment. Dementsprechend kostet es viel mentale Energie, für die Zukunft zu planen, auch wenn sie noch so nah ist und abzuwägen, wie lange etwas dauert. Dies wirkt sich auf unsere Fähigkeit aus, Aufgaben und Aktivitäten zu strukturieren, zu priorisieren und zu planen. Es ist für viele ADHS-neurodivergente Menschen eine große Herausforderung, an Zielen und Plänen festzuhalten. Alles, was in der Gegenwart geschieht, ist interessanter als das, was in der Zukunft liegt. Dadurch haben wir oft massive Probleme im Alltag. Wir denken, dass „sich fertigmachen", vielleicht zehn Minuten dauert, dabei sind es in der Realität 20 bis 25 Minuten. Dadurch kommen wir zu spät zu Terminen und Verabredungen, was uns oft massiv stresst. Uns ist bewusst, dass uns das ständig passiert, jedoch ist es sehr schwer, dagegen anzugehen. Kommentare wie: „Dann fang eben das nächste Mal eher an" sind leider nicht hilfreich, da es enorme mentale Ressourcen erfordert, gegen unser Gehirn-Betriebssystem zu arbeiten. Nehmen wir an, ich komme zu bestimmten Terminen immer fünf bis zehn Minuten zu spät. All die Eventualitäten einzuplanen, die dazu führen könnten, dass ich die Zeit nicht adäquat einkalkulieren kann, sind so zahlreich, dass diese mentale Aufgabe schon stresst. Wenn ich dann doch vor dem Termin warten muss, löst das auch wieder Stress aus. Mein Gehirn ist darauf programmiert, Zeit so effektiv zu nutzen, wie es geht und gleichzeitig, sich den Dingen zu widmen, die in der Gegenwart interessant und für mich wichtig sind. Indem ich irgendwo warten muss, löst es Stress und die bekannte Ungeduld aus. Mein Gehirn hat somit für die nächste ähnliche Situation oder ähnlichen Termin abgespeichert „Ah, wir waren das letzte Mal zehn Minuten zu früh da und mussten warten. Das war unerträglich, also machen wir das nicht wieder." Es sabotiert uns also für das nächste Mal, auch wenn wir uns versuchen anzustrengen, dagegen zu wirken. Zeitblindheit zeigt sich auch im Hyperfokus. Dabei vergeht so schnell die Zeit, dass wir nicht merken, dass wir zehn Stunden am Stück an einem Projekt gearbeitet haben. Dies kann aber auch dazu führen, dass wir danach sehr ausgelaugt sind, weil wir in dieser Zeit nicht darauf geachtet haben, zu essen oder zu trinken. Die Zeitblindheit wirkt sich im Alltag auch auf andere ADHS-Herausforderungen aus. Je mehr Termine man hat, desto mehr Stresshormone werden ausgeschüttet. Stress wiederum verschlimmert viele ADHS-Symptome.

Ein ADHS-Phänomen, das mit der Zeitblindheit in Verbindung steht, ist auch der „Wartemodus". Auch die zeitliche Abfolge von Ereignissen lässt sich durch die Zeitblindheit schwer rekonstruieren. Die Zeitblindheit führt auch sehr oft dazu, dass wir in die ADHS-Paralyse geraten. Dadurch, dass wir nicht abschätzen können, wie lange etwas dauert, fühlt es sich oft so an, als würde es mehrere Stunden in Anspruch nehmen. Alltägliche Aufgaben wie Wäsche waschen (sortieren, in die Maschine packen, aufhängen, abhängen, zusammenlegen), einkaufen gehen (Einkaufsliste schreiben, hinfahren, einkaufen, an der Kasse warten, einpacken, nach Hause fahren, verräumen), Geschirr spülen (sortieren, abwaschen, abtrocknen, einräumen), den Müll rausbringen (Müllsack herausnehmen, neuen Sack reinpacken, andere Beutel wie z. B. Pappe oder Glas mitnehmen, zur Mülltonne gehen, Pappe zerkleinern, Glas wegschmeißen) fühlen sich wie eine Ewigkeit an und werden deswegen auch oft aufgeschoben.

Gegen die Zeitblindheit anzugehen, lässt sich wie so vieles trainieren. Dabei helfen zum Beispiel große Eieruhren, die mit einem roten Streifen anzeigen können, wie viel Zeit noch übrig bleibt. Darüber hinaus helfen auch Systeme, die man sich zurechtlegt, um rechtzeitig loszukommen und dabei nicht den mentalen Schmerz des Wartens aushalten zu müssen. Weniger Termine und Zeitdruck am Tag können positiv dazu beitragen, andere ADHS-Beeinträchtigungen zu vermindern. Der Blockade kann auch entgegengewirkt werden, wenn die Zeitinvestition für bestimme Tätigkeiten im Alltag einmal gemessen und visualisiert wird. Wenn man weiß, dass der Abwasch minimal fünf Minuten dauert und maximal 20 Minuten (wenn man es einige Tage aufgeschoben hat), ist es einfacher für das Gehirn, die Motivation aufzubauen, um tätig zu werden.

ZONING OUT-MODUS

Das Cambridge Dictionary definiert es als „aufhören, aufmerksam zu sein und für eine kurze Zeit nicht zu hören oder zu sehen, was um einen herum geschieht". „Zoning Out" ist wie ein kurzes „Abschalten" des Gehirns, was jeder Mensch von Zeit zu Zeit macht. Bei ADHS-Neurodivergenten tritt dieses Phänomen jedoch sehr häufig auf. Dieses „sich kurz aus einer Situation herauszoomen" ist eine leichte Form der Dissoziation und entsteht bei langweiligen Aufgaben oder wenn zu viele Informationen auf einmal auf das Gehirn einprasseln. Dies kann beim Lesen von langweiligen, aber auch sehr anspruchsvollen Texten passieren oder auch manchmal mitten im Gespräch. Leider ist es sehr peinlich, wenn das Menschen mit ADHS-Gehirn im Austausch mit anderen passiert. Das geschieht unwillentlich und unkontrolliert als Schutzmechanismus des Gehirns. Dabei kann es sein, dass man plötzlich in die Ferne starrt oder wie durch jemanden hindurch. Viele neurotypische Menschen fühlen sich dadurch unwohl oder denken, hinter ihnen ist irgendetwas los. Sie drehen sich dann verwirrt um und bekommen ein Gefühl, dass das Gegenüber sie irgendwie veralbern will. Auch kann es dazu führen, dass sie denken, wir hören nicht zu. Oft kann es aber auch dabei helfen, sich besser auf ein Gespräch zu konzentrieren, besonders wenn kein Augenkontakt aufgenommen werden muss. „Zoning Out" kann auch mit Tagträumen verglichen werden. Einer Studie zufolge hat das einen positiven Effekt auf die Kreativität am Arbeitsplatz. Zoning Out und kreative Problemlösungsfähigkeiten gehen also Hand in Hand. Das heißt, es ist nicht nur als etwas Negatives zu sehen. Mehr dazu gibt es im Kapitel 7 über die Stärken des ADHS-Gehirns zu lesen.

REFRAMING ADHS – AUS SCHWÄCHEN WERDEN STÄRKEN

Reframing ist englisch und bedeutet, etwas einen neuen Rahmen und damit auch eine neue Bedeutung zu geben. Die Fachbezeichnung kommt aus der Linguistik und wird auch im therapeutischen Bereich verwendet. Indem ein neuer Kontext geschaffen wird, kann eine Schwäche oder auch ein negatives, hinderliches Verhalten in etwas Positives verwandelt werden. Bei ADHS gilt es, die Defizite auszugleichen. Was aber, wenn sich auf die Stärken fokussiert wird, um die Herausforderungen zu minimieren? Leider konzentrieren sich therapeutische Fachkräfte immer noch zu sehr auf die Defizite und nicht die Stärken. Deswegen möchte ich besonderen Fokus auf die Stärken und „Superkräfte" des ADHS-Gehirns legen. Im Folgenden beschreibe ich acht Stärken, von denen einige sogar schon wissenschaftlich erforscht und in Studien nachgewiesen wurden.

STÄRKEN DES ADHS-GEHIRNS

Wir haben bereits gelernt, dass das ADHS-Gehirn auf einem ganz bestimmten Prinzip basiert, und zwar dem NAWI-Prinzip. NAWI steht für: Neuartigkeit, aktuelle Dringlichkeit & Druck, Wettbewerb und Interesse.

Neue, unbekannte Themen oder Aufgaben sind für ADHS-Gehirne eine Goldmine für Dopamin. Deshalb sind wir auch so schnell ablenkbar, da alles Neue, was in unser Sichtfeld gelangt, superspannend ist. Wir arbeiten am effektivsten unter Druck, aus diesem Grund schieben wir vieles bis zur letzten Minute auf. Durch die Dringlichkeit bekommen wir einen Adrenalin-Kick, der unser Gehirn befeuert. Wir sind minimal durch finanzielle oder materielle Dinge zu motivieren, dafür aber umso mehr durch den Vergleich mit anderen. Wir lernen nicht nur über neuartige, aufregende Themen super gern, sondern auch generell über die Dinge, die unseren persönlichen Interessen entsprechen. Dies ist bei ADHS-Gehirn-

Besitzer:innen besonders ausgeprägt. Damit ihr den Wechsel vom Defizit in den Stärkefokus besser nachvollziehen könnt, habe ich die Vor- und Nachteile zusammengetragen.

VIELINTERESSE & WISSBEGIERDE

Wir sind sehr neugierig und haben oft ein unersättliches Verlangen nach Wissen und neuen Erfahrungen.

Vorteil: Dies befähigt uns, eine sehr breite Palette an Fähigkeiten zu entwickeln. Dieser unstillbare Wissensdurst wirkt sich auch auf andere Stärken wie Mustererkennungsfähigkeit, Ideenreichtum und Lösungsfindungskompetenz aus. Je mehr neue Erfahrungen wir machen, desto kreativer werden wir.

Nachteil: Durch das große Interesse an so vielen Dingen haben wir auf der anderen Seite auch Probleme, uns auf eine Sache zu konzentrieren. Wir möchten alles wissen, lernen und ausprobieren. Das kann nicht nur ins Geld gehen, sondern bringt auch oft Kritik von unseren Mitmenschen, „mal etwas abzuschließen" oder „nicht immer 1000 Dinge anzufangen und nicht zu beenden".

KREATIVITÄT

Durch mehrere Studien konnte herausgefunden werden, dass Menschen mit ADHS im Vergleich zu Menschen ohne ADHS kreativer sind.

Vorteil: In den Verhaltensstudien, die mit Kindern, aber auch Erwachsenen durchgeführt wurden, zeigte sich, dass ADHS-Gehirn-Besitzer:innen erfolgreicher darin waren, unkonventionelle Ideen zu entwickeln. Das Ergebnis einer Studie konnte zeigen, dass ADHS-neurodivergente Menschen beim Generieren von originellen Konzepten besser sind.

Nachteil: Die übermäßige Kreativität könnte dazu führen, dass wir in der Schule anecken, weil wir Dinge kreativer angehen als andere. Da unser Schulsystem genormt ist und kaum Platz für Individualität lässt. Lehrkräfte korrigieren Arbeiten nach „Schema F". Oft führt das dazu, dass unkonventionelle Lösungswege als falsch angestrichen werden. Auch im Job kann es zu Missverständnissen und Problemen im Team und mit Führungskräften kommen. Wenn wir unserer Kreativität freien Lauf lassen, kann das außerdem zum Hyperfokus führen, welcher in manchen Arbeitsbereichen nicht erwünscht ist. Außerdem ist ein weiterer Nachteil, dass wir uns durch die Flut an Ideen leicht verzetteln und nicht in die Umsetzung kommen.

AUTODIDAKTIK

Autodidaktik bezeichnet den Prozess, sich selbstständig Wissen oder Fertigkeiten anzueignen. Dies geschieht durch Beobachtung anderer, zum Beispiel in Videos oder auch durch Bücher, durch eigene Versuche und stete Übung. Viele aus der ADHS-Community berichten, dass sie sich spielend leicht Fähigkeiten oder Wissen aneignen können, wenn ihr persönliches Interesse geweckt wird. Diese Fertigkeit lässt sich auch oft in den Beschreibungen von „Scanner-Persönlichkeiten" finden.

Vorteil: Durch unsere ausgeprägten Mustererkennungsfähigkeiten fällt uns die Erkenntnisgewinnung sehr leicht. Dies kann dabei helfen, in schulischen und akademischen Bereichen große Erfolge zu erzielen. Oft ist es auch eine Kompensation für die Situationen, in denen wir nicht wie alle anderen zuhören oder uns konzentrieren können und somit anfangs Inhalte verpassen.

Nachteil: Durch autodidaktische Fähigkeiten können die Herausforderungen, die Menschen mit ADHS haben, übersehen werden. Der Leidensdruck kann dadurch nicht ernst genommen werden. Von außen könnten andere meinen, dass wir ja sehr intelligent sind und immer alles schaffen. Wichtig hierbei zu beachten ist, dass die Stärke der Autodidaktik nicht auf alle Themen des Lebens zu jeder Zeit bewusst und willentlich angewendet werden kann. Zuletzt ist noch zu erwähnen, dass Menschen mit ADHS-Gehirn durch ihre autodidaktischen Fähigkeiten von anderen oft nach Hilfe gefragt werden. In Verbindung mit der AKD, also Angst abgelehnt oder kritisiert zu werden, sagen sie oft zu. Das kann zu hohem Stressaufkommen für die ADHS-neurodivergente Person führen. Es kann sehr ungesund werden, wenn man aufgrund der Fähigkeiten ständig nach Rat und Hilfe gefragt wird, aber unfähig ist, nein zu sagen.

MUSTERERKENNUNGSFÄHIGKEITEN

Grundsätzlich erkennen alle Menschen in allem möglichen Muster, egal ob neurotypisch oder neurodivergent. Dies geschieht auf einem unterbewussten Level der kognitiven Verarbeitung. Diese Fähigkeit hilft uns in unserer komplexen Welt schnell Zusammenhänge zu erfassen und Entscheidungen zu treffen. Viele Menschen mit ADHS-Gehirn berichten in der Community über diese spezielle Fähigkeit. Auf TikTok gibt es dazu eine hohe Zahl an Videos, die insgesamt über 48,7 Millionen Aufrufe haben. Das Phänomen der gesteigerten Mustererkennungsfähigkeit von ADHS-Neurodivergenten ist leider noch nicht wissenschaftlich untersucht worden.

Vorteil: Unsere starken Mustererkennungsfähigkeiten lassen sich durch unser hyperaktives Gehirn, unser Vielinteresse, Wissbegierde, autodidaktische Tendenzen und unsere Beobachtungsgabe erklären. Das, was wissenschaftlich als hohe Kreativität bei ADHS bewiesen wurde, könnte auch dort hineinspielen. Wir verbinden nicht nur Themen und Dinge, die für die meisten in keinem Zusammenhang stehen, sondern können diese auch logisch miteinander verbinden. Diese Fähigkeiten können in der Wissenschaft von immensem Vorteil sein. Durch diese Stärke können schneller Forschungsgebiete erschlossen und wissenschaftliche Erkenntnisse gewonnen werden. Vielleicht habt ihr an der ein oder anderen Stelle dieses Buches bereits meine Mustererkennungsfähigkeiten erkannt?! Wir sind nicht nur in eigenen Interessengebieten sehr gut, themenunverwandte Phänomene zu verknüpfen, sondern viele von uns übertragen das auf ihre Menschenkenntnis. Durch unsere gute Beobachtung können wir sehr schnell subtile Veränderungen im Verhalten von Menschen wahrnehmen. Dies ist auch eine Gemeinsamkeit mit Hochsensiblen, die laut Communitys und beschrieben in Büchern „den Raum lesen können". Wir merken sofort, wenn etwas nicht stimmt. Wir analysieren in Bruchteilen von Sekunden, Mimik, Körperhaltung, Stimmlage und Wortwahl und erkennen Abweichungen vom „Standard". Dies bringt uns nicht nur eine außergewöhnliche Menschenkenntnis, sondern verbindet sich auch mit dem empathischen Eingehen auf andere Menschen. Wir spüren besonders schnell, wenn es anderen nicht gut geht.

Nachteil: Vor allem im Bereich der Empathie und dem Umgang mit anderen Menschen kann uns das auch zum Verhängnis werden. Viele von uns, die sehr empathisch sind und dadurch stets ihre Hilfe oder ein offenes Ohr anbieten, könnten Gefahr laufen, als „emotionaler Mülleimer" missbraucht zu werden. Auch ist diese Fähigkeit dann nicht so gut zu ignorieren. Wenn jemand in unserer Gesellschaft still leidet, haben wir manchmal das Gefühl, dass wir die Emotionen aufnehmen und selbst durchmachen. Das kann auf Dauer sehr auslaugend sein, vor allem wenn ADHS-neurodivergente in pflegenden, medizinischen, erzieherischen oder ähnlichen Berufen arbeiten, die täglichen Menschenkontakt fordern. Außerdem kann diese Stärke auch dazu führen, dass es zu zwischenmenschlichen Konflikten kommt. Wenn ADHS-neurodivergente zum Beispiel schlechte Intentionen bei Mitmenschen erkennen und andere aus der sozialen Gruppe halten dies für eine wahnwitzige Idee, kann es zu Reibungen führen. Die Person mit ADHS-Gehirn kommt sich dadurch wieder einmal wie ein Freak/ Alien vor und die Ablehnungs- und Kritikdysphorie kann ausgelöst werden. ADHS-Neurodivergente können dadurch das „Kassandra Phänomen" erleben. Dieser Effekt kommt aus der griechischen Mythologie und besagt, dass die berechtigten Warnungen oder Bedenken einer bestimmten Person von anderen nicht geglaubt werden.

EMPATHIE

Schaut euch zuvor den Beitrag zu Empathie bei ADHS im Kapitel „ADHS von A-Z" an. Bei der Empathiefähigkeit gibt es bei ADHS-Betroffenen zwei Extreme. Entweder sie sind im wahrsten Sinne des Wortes so mitfühlend, dass sie zu sehr mitleiden oder die Empathie ist vermindert, sodass sie Entscheidungen treffen können, die ihnen persönlich einen Vorteil verschaffen, aber andere benachteiligen.

Vorteil: ADHS-neurodivergente können in sozialen Berufen durch ihre starke Empathie eine hohe Kompetenz aufweisen. Sie sind überaus gut darin, Beziehungen aufzubauen und den Gruppenzusammenhalt zu stärken. Sie sind dadurch sehr beliebt und erfüllen die Rolle des „Sympathieträgers". Durch ihre empathische Art und herzliches Verhalten bauen sie Vertrauen auf und können speziell im Beruf viel Positives zum Betriebsklima beitragen.

ADHS-neurodivergente Menschen, die eine verminderte Empathie aufweisen, haben den Vorteil gegenüber denen, die „zu viel fühlen", dass sie nicht von ihren Emotionen vereinnahmt werden. So haben sie auch ein geringeres Risiko, an Angststörungen oder Depressionen zu erkranken.

Nachteil: Der Nachteil bei starker Empathie ist, dass sich Betroffene von ihren Gefühlen oft überrannt und überfordert fühlen. Die Menschen, die kleine Unterschiede in Mimik, Körpersprache und Stimmlage erkennen, können dazu tendieren, auch die Emotionen zu übernehmen, die sie persönlich aber viel zu sehr beeinflussen. Somit benötigen sie auch viel mehr Energie, diese mental zu verarbeiten. Das kann auf Dauer sehr anstrengend sein und zu chronischer Erschöpfung und Müdigkeit führen. Außerdem kann das hypersensible Einfühlungsvermögen ein Grund dafür sein, dass ADHS-neurodivergente schnell von Aufgaben abgelenkt werden, da sie das intuitive Bedürfnis haben, sich um andere zu kümmern.

Das andere Extrem der verminderten Empathie kann dazu führen, dass Betroffene regelmäßig Auseinandersetzungen und Probleme mit anderen haben. Dies kann auch dazu führen, dass die Lebensqualität in Bezug auf soziale Kontakte und Beziehungen beeinträchtigt wird.

LEISTUNGSFÄHIGKEIT IN KRISEN

Wenn alle anderen vor Panik gelähmt sind, sind Menschen mit ADHS-Gehirn der Fels in der Brandung und können das Chaos überblicken. In kritischen Situationen reagiert das (neurotypische) Gehirn mit dem Kampf-Flucht-Reflex. Dieser Reflex macht ADHS-Gehirne paradoxerweise ruhig und konzentriert.

Vorteil: Im Gegensatz zu den meisten Menschen in Katastrophen einen kühlen Kopf zu bewahren, kann ein großer Vorteil sein. Aus diesem Grund machen sich Menschen mit ADHS-Gehirn auch super für die Feuerwehr oder in anderen Jobs, die Konzentration, Präzision und gute Entscheidungen in Krisen erfordern.

Nachteil: Weil das ADHS-Gehirn am besten funktioniert, wenn etwas bereits an einem sehr kritischen Punkt ist, kreiert es oft genau solche Situationen, die mit sehr viel Stress einhergehen. Das bedeutet, dass das ADHS-Gehirn intuitiv Dinge aufschiebt, damit Druck so groß wird, damit es effektiv arbeiten kann. Der Körper schüttet nahezu konstant Stresshormone aus. Der große Nachteil dabei ist, dass es langfristig zu stressbedingten Erkrankungen führen kann wie Diabetes oder Bluthochdruck.

IDEENREICHTUM UND LÖSUNGSFINDUNGSKOMPETENZ

Die Stärke Kreativität führt zu vielen Ideen sowie einer hohen Kompetenz, unkonventionelle Lösungen für komplexe Probleme zu finden. In der ADHS-Community wird hierbei oft von „Out-of-the-box"-Denken gesprochen. ADHS-neurodivergente gehen oft über traditionelle Grenzen hinaus und betrachten Zusammenhänge aus neuen Perspektiven.

Vorteile: ADHS-Neurodivergenten fällt es leicht, kreativ zu arbeiten und zu denken. Das kann besonders für Unternehmen ein Wettbewerbsvorteil sein. Innovative Ideen sind heute gefragter denn je. Darüber hinaus können viele Ideen auch zu schnellen Lösungen führen. Dies wirkt sich auch auf die Effizienz von Teams oder ganzen Firmen aus. Auch macht diese Stärke Menschen mit ADHS-Gehirn flexibler, da sie in der Lage sind, schneller auf Veränderungen zu reagieren und Entscheidungen zu treffen.

Nachteile: Die beiden Stärken können jedoch auch dazu führen, in Gedankenkreisen gefangen zu sein. Die beste Lösung für ein Problem zu finden, kann zu Verzögerungen führen. Das kreative und abstrakte Denken kann auch die praktische Umsetzung behindern. Außerdem kann es sich schwierig gestalten, die kreativen Ideen zu bewerten und zu priorisieren. Das kann zu Überforderung und Blockaden führen.

OUT-OF-THE-BOX-DENKEN

Die Forschung konnte bereits in mehreren Studien belegen, dass Menschen mit ADHS ein höheres Maß an divergentem Denken, konzeptioneller Erweiterung und die Überwindung von Wissensbeschränkungen aufweisen als Personen ohne ADHS.

Vorteile: ADHS-neurodivergente neigen weniger dazu, auf bestehendes Wissen fixiert zu sein. Das verschafft ihnen den Vorteil, innovativer zu sein als Menschen ohne ADHS-Gehirn. In Bereichen wie Marketing, Produktdesign, Technologie und Computer-Engineering könnte diese Fähigkeit in den nächsten Jahren eine hohe Nachfrage haben. Dieses non-konforme Denken kann in vielen Jobs, in denen innovative und unkonventionelle Ansätze gefragt sind, sehr von Vorteil sein.

Nachteil: Eine Person mit ADHS-Gehirn kann in einer konvergenten Umgebung wie unserem bestehenden Schulsystem Schwierigkeiten haben, sich anzupassen. Dort, wo Routinen und eindeutige Lösungswege und Antworten vorgegeben werden, könnte dies zu großem Leidensdruck führen. Wenn querverbindendes Wissen und neue Ansätze nicht wertgeschätzt und gefördert werden, könnte das negative Auswirkungen auf die mentale Gesundheit haben. Besonders Kinder haben noch nicht die Freiheit, aus bestimmten Systemen auszubrechen oder ihre Umwelt selbst bedürfnisgerecht zu gestalten. Auch Erwachsene könnten besonders in Jobs, die kein divergentes Denken zulassen, Beeinträchtigung und Diskriminierung erfahren.

NEURODIVERSITÄTSPARADIGMA

Neurodiversität ist ein Neologismus, also eine Wortneuschöpfung und wurde 1998 erstmals von der australischen Soziologin Judy Singer in ihrer Thesis verwendet. Der Autor Harvey Blume, mit dem Judy Singer in Korrespondenz stand, verhalf dem Begriff zu zusätzlicher Popularität. In einer Ausgabe der „The Atlantic", in der er erklärte, dass „Neurodiversität für die Spezies Mensch genauso essenziell ist wie die Biodiversität für das Leben im Allgemeinen".

Der Begriff entstand aus Singers Interesse für Autismus. Früh erkannte sie, dass es ihr schwerfiel Blickkontakt zu halten und Small Talk zu führen. Auch hatte sie unter Mobbing und Ausgrenzung gelitten. Sie beschrieb ihre Herausforderungen mit: „Ich bin nicht ganz behindert und ich bin nicht ganz ‚mainstream'."

Judy Singer erkannte bereits Ende der 90er-Jahre, dass Menschen, die eine andere Art von Verstand hatten, genauso unterdrückt wurden wie Frauen oder homosexuelle und queere Menschen. Ihr wurde klar, dass diese Menschen, die anders denken, fühlen, lernen, kommunizieren und ihre Umgebung wahrnehmen, auch eine Bewegung benötigten. Nach sorgfältigem Eruieren kam sie schlussendlich auf den eingängigen Begriff der Neurodiversität.

NEURODIVERSITÄT

Neurodiversität ist die Vielfalt der neurokognitiven Funktionen der menschlichen Spezies und ein biologischer Fakt. So wie es Biodiversität in der Natur gibt, gibt es Neurodiversität bei Menschen. Es besteht als Konzept zur Beschreibung andersartiger Funktionsweisen des Gehirns bei Menschen und als soziale Bewegung.

NEURODIVERGENZ

Das ist ein bestimmtes Muster an neurokognitiven Funktionen eines einzelnen Menschen, was dessen Denken, Fühlen, Lernen, Verhalten sowie die Kommunikation und Wahrnehmung beeinflusst. Angeborene Neurodivergenzen sind zum Beispiel ADHS, Autismus oder Legasthenie. Erworbene Neurodivergenzen sind Persönlichkeitsstörungen, psychische Erkrankungen und Resultate von Unfällen, die die Kognition beeinflussen.

NEURODIVERS

Divers bedeutet vielfältig. Eine gemischte Gruppe von neurodivergenten und neurotypischen Menschen ist neurodivers. Eine einzelne Person kann demnach nicht neurodivers sein, sondern nur ein Kollektiv. Neurodivers wird im deutschen Sprachgebrauch immer noch fälschlicherweise benutzt, wenn von neurodivergenten Menschen gesprochen wird.

NEURODIVERGENT

Divergent bedeutet anders, verschiedenartig oder voneinander abweichend. Eine einzelne Person kann neurodivergent sein. Menschen, die neurodivergent sind, weichen mit der Funktionsweise ihres Gehirns von der gesellschaftlichen Erwartung ab, wie eine Person zu denken, zu fühlen, zu lernen, sich zu verhalten, zu kommunizieren oder auch ihre Umwelt wahrzunehmen hat.

NEUROTYPISCH

Neurotypisch oder auch neuronormativ wird als Begriff verwendet, Menschen zu beschreiben, deren neurokognitive Funktionsweisen der gesellschaftlichen Erwartung entspricht.

NEURODIVERSITÄTSPARADIGMA

Nach dem Neurodiversitätsparadigma gibt es keine „normalen" oder „gesunden" Gehirne, denn dies ist eine rein kulturell konstruierte Fiktion. Sogleich es nicht die eine „richtige" Ethnie oder Kultur gibt, so gibt es auch nicht die eine „richtige" neurokognitive Funktionsweise bei Menschen. Der Ansatz der Neurodiversität folgt anderen Ansätzen von Diversität wie bei anderen Formen menschlicher Vielfalt, wie zum Beispiel ethnischer Zugehörigkeit, Geschlecht oder Kultur. Soziale Machtungleichheiten sind als diese bewusst zu machen. Neurodiversität birgt nicht nur Vielfalt, sondern auch kreatives Potenzial, welches für die Entwicklung unserer Gesellschaft von großem Vorteil sein kann.

NEURODIVERSITÄTSBEWEGUNG

Diese Bewegung setzt sich für die soziale Gerechtigkeit, Bürgerrechte, Gleichberechtigung, Respekt und volle gesellschaftliche Inklusion neurodivergenter Menschen ein. Sie ist eine Bürgerrechtsbewegung, die sich aus einer Vielzahl von Einzelpersonen zusammensetzt, von denen sich einige in Gruppen organisieren.

PATHOLOGIE-PARADIGMA

Das Neurodiversitätsparadigma steht dem pathologischen Paradigma entgegen. Dem Pathologie-Paradigma liegt die Annahme zugrunde, dass es eine „richtige" Form der menschlichen neurokognitiven Funktion gibt. Abweichungen in der neurokognitiven Funktionsweise, die erheblich von den sozial konstruierten Standards des „Normalen" abweichen, werden in diesem Paradigma als medizinische Pathologien, als Defizite, Schäden, Krankheiten oder Störungen betrachtet.

STÄRKEN-FOKUS UND DAS NEURODIVERSITÄTS-PARADIGMA FÜR UNSERE GESELLSCHAFT

Bereits Thom Hartmann hat in „ADHD – A Hunter in a Farmer's World" betont, wie entmachtend die Sicht auf ADHS in unserer Gesellschaft ist. Eine spezielle Aussage in seinem Buch trifft den Nagel auf den Kopf:

„Mit unserer Kultur und Gesellschaft ist alles in Ordnung, also müssen Sie es sein, der ernsthaft verkorkst ist und eine Behandlung braucht". Er möchte damit aufzeigen, dass die Sicht „Du bist kaputt und wirst nie wirklich normal sein" für viele eine selbsterfüllende Prophezeiung sein kann. Daraus entstehen Frust, Wut und Leid. Wenn man jedoch die Perspektive ändert und sich bewusst macht, dass die heutige Umwelt nicht für manche Menschen bedürfnisgerecht gestaltet ist, ergibt sich ein Wechsel vom Makel zur Potenzialentfaltung. Betroffene Personen benötigen nur andere Unterstützung, Strategien und Methoden, um gut zu funktionieren. Die Diskussion kann sich von „ADHS als mentale Krankheit" zu „ADHS als normale, erklärbare menschliche Divergenz" verändern. Das schafft eine Art Befreiung und macht den Weg frei, um Lösungen zu finden.

Neurodivergente Menschen gab es schon immer. Sie wurden vor vielen Jahrhunderten nicht mit irgendwelchen Diagnosen beschrieben, sondern nur als merkwürdig und eigenbrötlerisch, aber gleichzeitig genial. Viele weltberühmte Künstler und Wissenschaftler können hier als Paradebeispiel dienen, – darunter Leonardo da Vinci. 2019 beleuchteten Marco Catani und Paolo Mazzarello das Leben des „Tausendsassas" in einem Artikel in „Brain – The Journal of Neurology". In unzähligen autobiografischen Schriften fanden sie Aussagen, die nahelegen, dass er vermutlich ADHS-neurodivergent war. Seine Probleme, sich auf etwas längerfristig zu konzentrieren, wurden in seinem jungen Erwachsenenalter deutlicher, als er nach Florenz zog. Er verfügte nicht über die organisatorischen Fähigkeiten, wie sein Meister Andrea del Verrocchio. Dieser hatte Schwierigkeiten, Fristen einzuhalten oder Arbeiten zu beenden. Da Vinci schob unzählige Projekte auf und wurde aufgrund seiner Unzuverlässigkeit auch per Vertrag dazu angehalten, seine Arbeit in „vorgeschriebener Zeit" zu erledigen. Sein Mangel an Selbstdisziplin und seine Ablenkbarkeit führten regelmäßig zu Problemen mit seinen Auftraggebern. Die Autobiografen beschrieben neben diesen Herausforderungen auch eine Legasthenie. Außerdem war Leonardo Linkshänder. Dies sind Merkmale, die häufiger bei Menschen mit ADHS vorkommen. Auch da Vincis Ideen wurden oft nicht berücksichtigt, da sie von seinen Auftraggebern als unrealistisch oder unpraktikabel abgetan wurden.

Was würde also heute aus solchen Erfindern, Künstlern und Menschen werden, die mit ihren Ideen ihrer Zeit voraus sind? Würden sie als Kinder in Förderschulen geschickt, weil sie nicht im „normalen" System beschult werden können? So ähnlich erging es zum Beispiel auch dem Erfinder Thomas Edison. Dieser wurde seit der Kindheit von seiner Mutter unterrichtet, da er von einem Lehrer als „addled" (verwirrt /geistig beeinträchtigt) beschrieben wurde. Auch Edison soll Legastheniker gewesen sein.

Große Firmen haben bereits verstanden, dass neurodivergente Menschen einen immensen Zugewinn darstellen. Unternehmer:innen und Führungskräfte wissen, dass jeder Mensch Stärken und Schwächen hat. Und im „War for Talent", also dem Kampf um die besten Fachkräfte, ist es für sie unabdingbar, nicht nur diverse, sondern auch neurodiverse Bewerber:innen einzustellen und zu fördern.

Außerdem sind die Bemühungen, die Gesellschaft und auch Arbeitsplätze bedürfnisgerechter für neurodivergente Menschen zu gestalten, auch für neurotypische Menschen vorteilhaft. Ihr könnt euch das vorstellen, wie eine Rampe zu einem Gebäude. Eine Rampe kann nicht nur Menschen im Rollstuhl erst ermöglichen, in Gebäude zu gelangen, sondern auch noch vielen anderen. Eltern mit ihren Kinderwagen müssten diese nicht beschwerlich eine Treppe hochziehen. Ältere Menschen müssten nicht Treppen steigen, was für sie vielleicht sehr anstrengend ist und Risiken birgt. Auch Transporte oder Lieferungen könnten mithilfe einer Rampe schneller und effektiver gehandhabt werden. Und solche Vorteile könnten auch Anpassungen an Betriebe und das Management haben. Wenn in Arbeitsstätten Ruheräume zur Verfügung gestellt werden könnten, hilft das nicht nur neurodivergenten Menschen bei Überreizung ihr Nervensystem zu regulieren (z. B. abgedunkelte Räume oder „Sensory Rooms"), sondern könnte auch neurotypischen Menschen helfen herunterzufahren, die vielleicht nur ein hitziges Gespräch mit der Kundschaft hatten. Das Neurodiversitätsparadigma kann der Menschheit zu Wachstum und Weiterentwicklung verhelfen. Es wird Zeit, dass es auch endlich in Deutschland ankommt. Angefangen von psychiatrischem Fachpersonal über einzelne Personen bis hin zu Unternehmen, sollen Menschen, die „etwas anders ticken", die Möglichkeit bekommen, ihr Potenzial ausschöpfen können. Dazu muss der Gesellschaft bewusst gemacht werden, wer wir sind, was wir können und wobei wir Unterstützung benötigen. Denn ansonsten ist es, als würde man von einer Dickschnabellumme das Gleiche verlangen wie von einem Pinguin. Beides sind Vögel, beide haben schwarz-weißes Gefieder, beide haben Flügel. Aber die Dickschnabellumme kann fliegen, ein Pinguin ist dafür um ein Vielfaches besser im Schwimmen und Tauchen. Und der Vergleich dieser beiden Vögel hinsichtlich Biodiversität und Neurodiversität hat mich auf folgenden Gedanken gebracht:

„Wenn ein Vogel nicht fliegt, prüfe erst, ob es ein Pinguin ist."

All die neurodivergenten Menschen erkannt, unerkannt, diagnostiziert oder selbst-evaluiert sollen wissen, dass sie nicht falsch, defizitär oder chronisch krank sind, sondern eine andere Art von „normal". Sie sind die Pinguine unter den fliegenden Vögeln, die Geparden unter den Löwen und die Jäger unter den Landwirten.

DANKSAGUNG, EMPFEHLUNGEN & QUELLEN

Zuletzt möchte ich mich bei einigen Personen bedanken, die mich in meiner Arbeit und auch in Situationen meiner persönlichen Herausforderungen unterstützt und mir sehr viel ermöglicht haben:

- Meinen Eltern möchte ich für das Geschenk meiner Neurodivergenz danken, mit der ich jetzt so vielen Menschen helfen kann. Meinen Eltern, aber auch Großeltern möchte ich danken, dass sie mir einen liebevollen Rahmen zur Entwicklung gegeben haben, sowie die Privilegien von vielfältiger Unterstützung, auch hinsichtlich meines Wissens, meiner Bildung und meines Blicks auf die Welt.
- Meinem Mann Christian möchte ich für seine bedingungslose Liebe und engelhafte Geduld danken. Du bist mein Fels in der Brandung, mein Gehirn-Zwilling, mein Seelenpartner. Der Satz „Ich liebe dich" kann nicht zusammenfassen, wie wertvoll du für mich bist. Ich bin tagtäglich dankbar, dass wir uns gefunden haben.
- Meiner besten Freundin Linda, bei der ich mich seit über 13 Jahren so geborgen fühle, bei der ich mich nie verstellen muss, die mich so akzeptiert und liebt, wie ich bin, gebührt ein großer Dank. Du bist ein starker Pfeiler meiner mentalen Gesundheit und ich kann die Wertschätzung, die ich für unsere Verbindung habe, nicht in Worte fassen. Ich bin sehr froh, dass es dich gibt.
- Meiner Schwiegerfamilie möchte ich danken, dass sie so großes Interesse an meiner Arbeit haben und meine Erfolge mitfeiern. Ich könnte mir keine bessere Bonusfamilie vorstellen, danke für eure Unterstützung.

Weitere Menschen, die mich auf meinem Weg schon seit Jahren, aber auch vor Jahren begleitet haben und an die ich immer wieder sehr erfreut zurückdenke:

- Danke an meine langjährigen Freunde Patrice und Christin. Ihr seid da, „wenn die Hütte brennt". Auch wenn wir uns nur ein- bis zweimal im Jahr sehen. Jedes Treffen ist, als wäre es gestern gewesen und Umstehenden wird es schwindelig, wenn wir drei uns unterhalten. Das feiere ich. Danke für eure Freundschaft.

- Danke an meine Freundinnen und Freunde Juliane, Francis, Janita, Martin und Charlotte für euren Support, unsere Gespräche, die ich so sehr genieße und so vieles mehr.
- Danke an meine ehemalige Kollegin Dace und meinen ehemaligen Vorgesetzten Michael S. Ihr habt mich mit viel Geduld und Verständnis unterstützt und mir Mut gemacht, meine Stärken zu finden und diese einzusetzen.

Abschließend möchte ich auch meinen Dank an das gesamte Team und die Mitarbeiter:innen des Verlags aussprechen, die mit ihrer professionellen Unterstützung dazu beigetragen haben, dieses Buch Realität werden zu lassen.

EMPFEHLUNGEN & QUELLEN

MEINE LIEBLINGSLITERATUR:

- **Autismus** *(umfassendes und sehr aktuelles Buch)*
  Price, D. (2022). Unmasking Autism: The Power of Embracing Our Hidden Neurodiversity. Monoray. London.

- **ADHS** *(Systematische Behandlungs- & Coachingleitfäden)*
  Hinkelmann, R. (2016). ADHS bei Erwachsenen. Coaching als innovativer Beratungsansatz für Ärzte und Therapeuten. Urban & Fischer Verlag. München.

- **ADHS, Autismus, Hochsensibilität** *(speziell für Frauen)*
  Nerenberg, J. (2021). Divergent Mind. Thriving in a World that wasn't designed for you. HarperCollins. New York.

Bester online verfügbarer Test für ADHS:
https://www.adxs.org

Beste online verfügbare Test für Autismus, Masking uvm
(Dr. Natalie Engelbrecht MSc ND RP & Eva Silvertant B.Des):
https://embrace-autism.com/

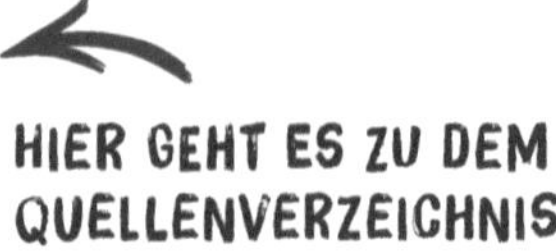

HAFTUNGSAUSSCHLUSS

Dieses Buch enthält Meinungen und Ideen des Autors und hat die Absicht, Menschen hilfreiches und informatives Wissen zu vermitteln. Die enthaltenen Hinweise und Methoden passen möglicherweise nicht zu jedem Leser, und es gibt keine Garantie dafür, dass sie auch wirklich bei jedem funktionieren. Die Benutzung dieses Buches und die Umsetzung der darin enthaltenden Informationen erfolgt ausdrücklich auf eigenes Risiko. Haftungsansprüche gegen den Autor oder den Verlag für Schäden materieller oder immaterieller Art, die durch die Nutzung oder Nichtnutzung der Informationen bzw. durch die Nutzung fehlerhafter und/oder unvollständiger Informationen verursacht wurden, sind ausdrücklich ausgeschlossen. Das Werk, inklusive aller Inhalte, gewährt keine Garantie für Aktualität, Korrektheit, Vollständigkeit und Qualität der bereitgestellten Informationen. Druckfehler und Fehlinformationen können nicht vollständig ausgeschlossen werden.

DISCLAIMER

Das in diesem Werk gewählte generische Maskulinum bezieht sich zugleich auf die männliche, die weibliche und andere Geschlechteridentitäten. Zur besseren Lesbarkeit wird teilweise oder gänzlich auf die Verwendung genderspezifischer Sprache verzichtet. Alle Geschlechteridentitäten werden ausdrücklich mitgemeint, soweit die Aussagen dies erfordern.

IMPRESSUM

Katharina Schön wird vertreten durch –

Verlagshaus Stopfer – ein Imprint von:
Litura GmbH
Mühlenstraße 24A
13187 Berlin

Lektorat und Korrektorat: Oliver Erhorn
Cover & Layout: Denise Gahn

ISBN Taschenbuch: 978-3-910258-26-6
ISBN Hardcover: 978-3-910258-27-3

www.verlagshaus-stopfer.de

Solltest du Fragen, Kritik oder Anregungen haben,
freuen wir uns jederzeit über deine Nachricht!
Schreibe hierzu einfach eine Mail an:

info@verlagshaus-stopfer.de